自律神経どこでもリセット!

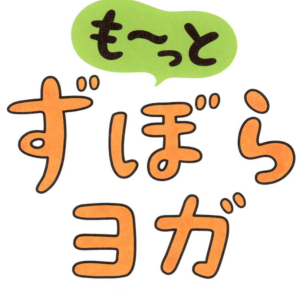

も〜っと
ずぼらヨガ

崎田ミナ
監修・福永伴子

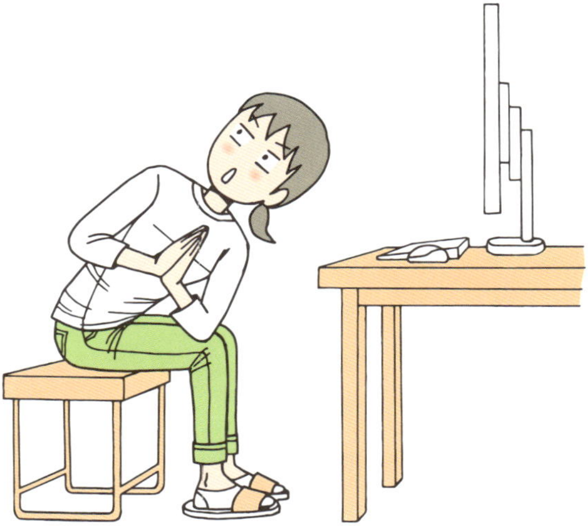

はじめに

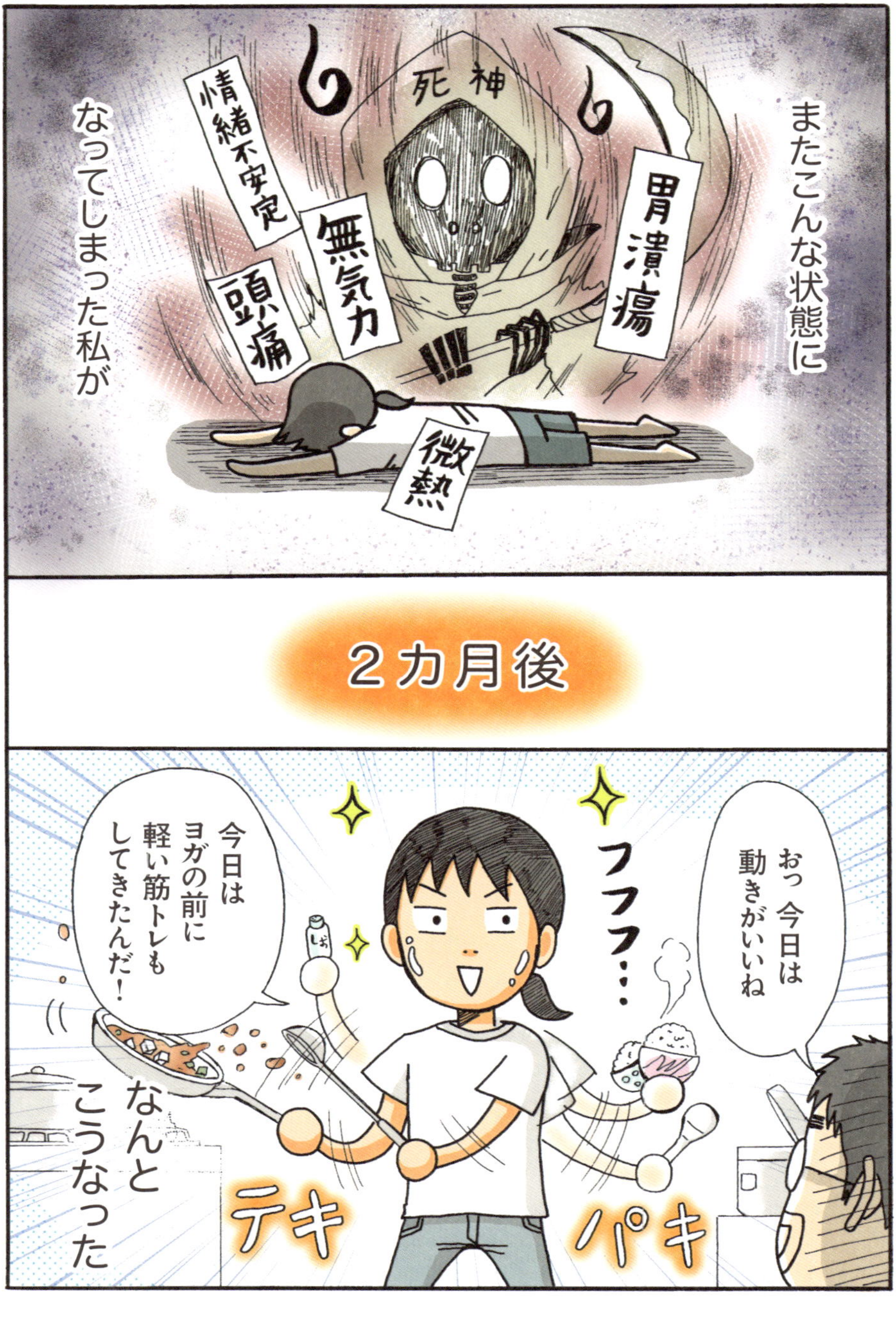
またこんな状態に
死神
胃潰瘍
無気力
情緒不安定
頭痛
微熱
なってしまった私が
2カ月後
おっ 今日は動きがいいね
フフフ…
今日はヨガの前に軽い筋トレもしてきたんだ!
しお
なんとこうなった
テキパキ

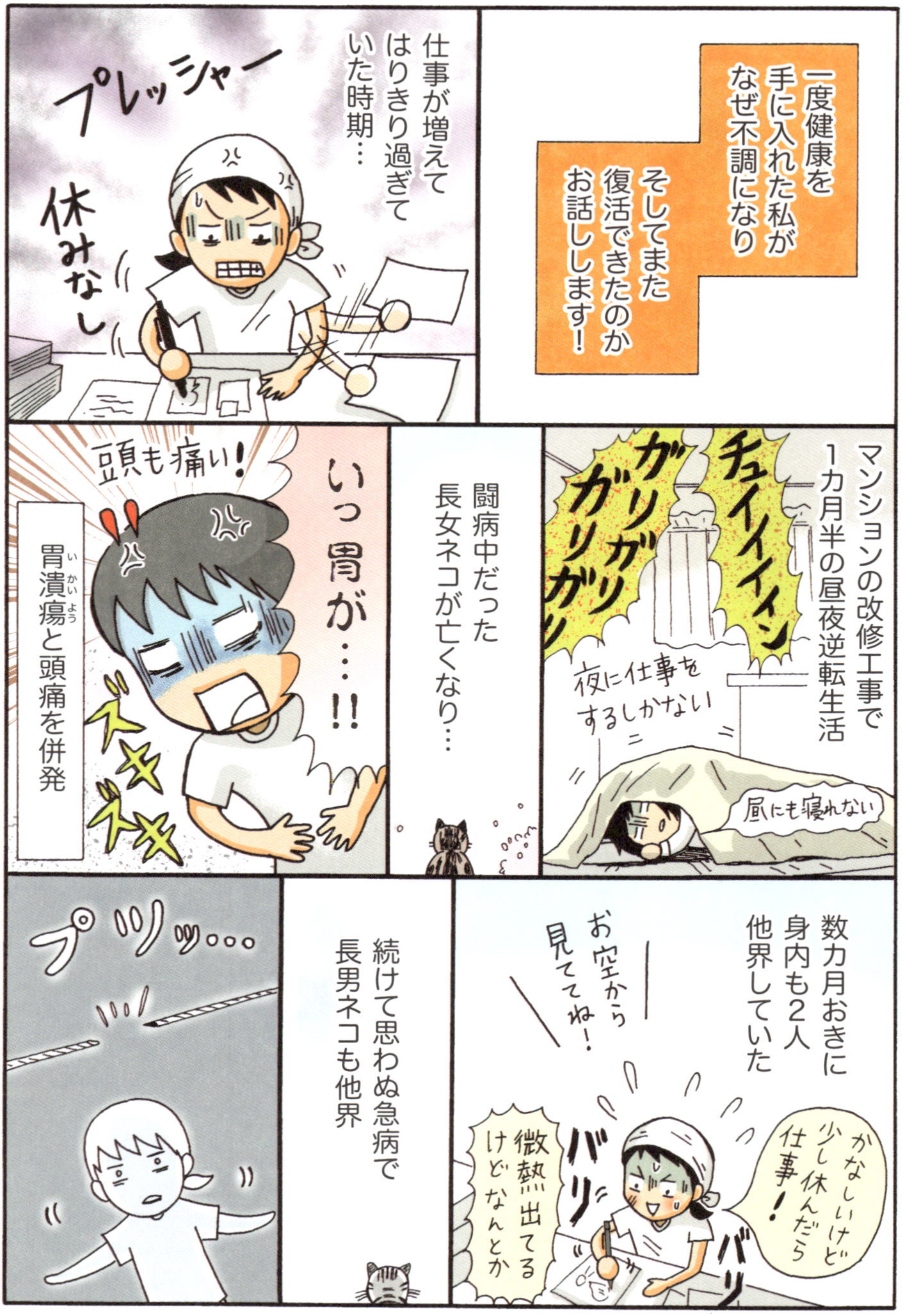
一度健康を手に入れた私がなぜ不調になり
そしてまた復活できたのかお話しします！
仕事が増えてはりきり過ぎていた時期…
プレッシャー
休みなし
マンションの改修工事で1カ月半の昼夜逆転生活
チュイイイン
ガリガリガリガリ
夜に仕事をするしかない
昼にも寝れない
闘病中だった長女ネコが亡くなり…
いっ胃が…!!
頭も痛い！
胃《い》潰《かい》瘍《よう》と頭痛を併発
数カ月おきに身内も2人他界していた
お空から見ててね！
かなしいけど少し休んだら仕事！
微熱出てるけどなんとか
バリ
バリ
続けて思わぬ急病で長男ネコも他界
プツッ…

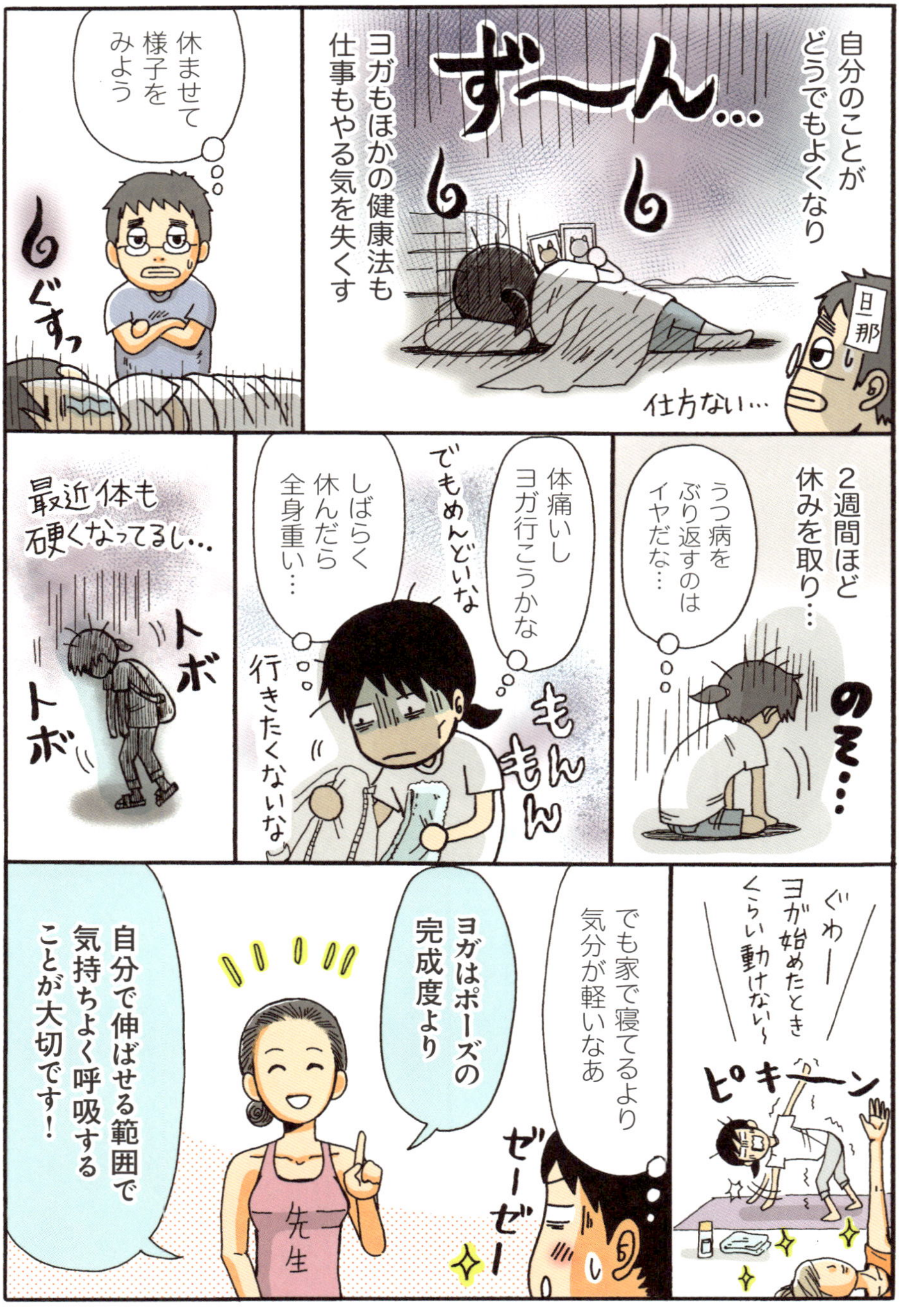
自分のことがどうでもよくなり
ずーん…
ヨガもほかの健康法も仕事もやる気を失くす
旦那
仕方ない…
休ませて様子をみよう
ぐすっ
2週間ほど休みを取り…
うつ病をぶり返すのはイヤだな…
のそ…
体痛いしヨガ行こうかな
でもめんどいな
しばらく休んだら全身重い…
行きたくないな
もんもん
最近体も硬くなってるし…
トボトボ
ぐわーヨガ始めたときくらい動けないー
ピキーーン
でも家で寝てるより気分が軽いなあ
ゼーゼー
ヨガはポーズの完成度より
自分で伸ばせる範囲で気持ちよく呼吸することが大切です!
先生

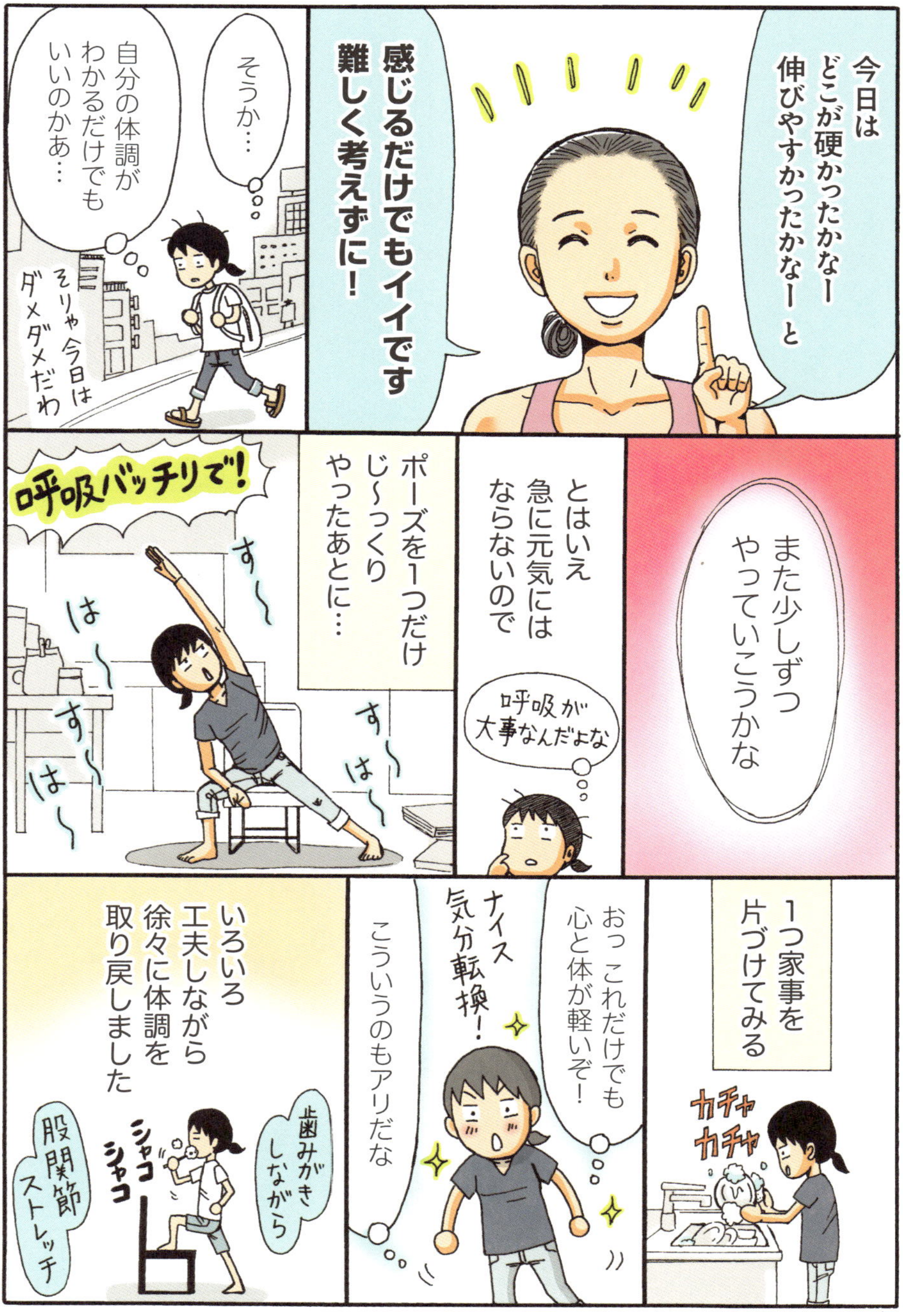
今日は どこが硬かったかなー 伸びやすかったかなーと
感じるだけでもイイです 難しく考えずに！
そうか…
自分の体調がわかるだけでもいいのかあ…
そりゃ今日はダメダメだわ
また少しずつやっていこうかな
とはいえ急に元気にはならないので
呼吸が大事なんだよな
ポーズを1つだけじ〜っくりやったあとに…
呼吸バッチリで！
す〜
は〜
す〜
は〜
す〜
は〜
1つ家事を片づけてみる
カチャカチャ
おっ これだけでも心と体が軽いぞ！
ナイス気分転換！
こういうのもアリだな
いろいろ工夫しながら徐々に体調を取り戻しました
歯みがきしながら
シャコシャコ
股関節ストレッチ

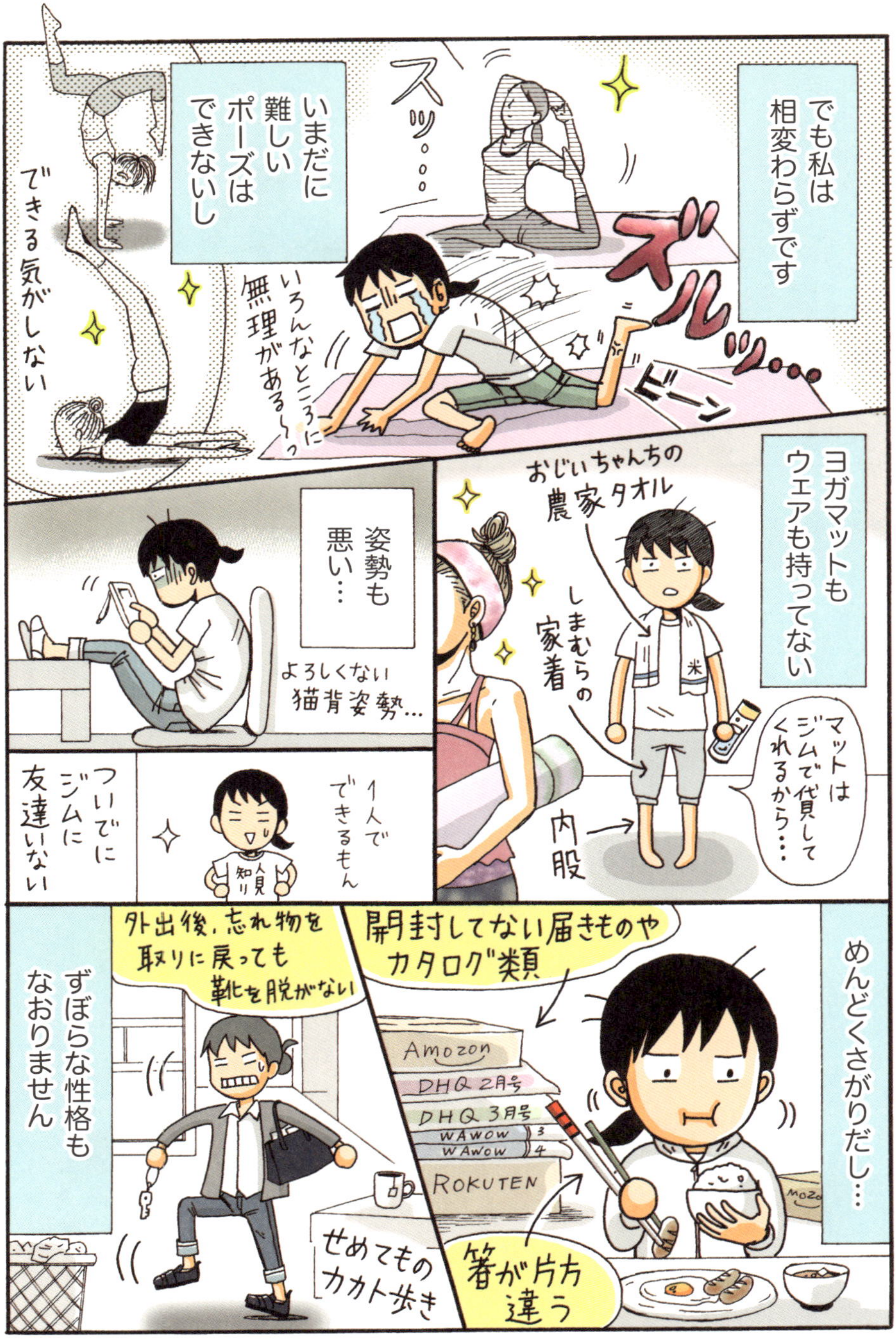
でも私は相変わらずです
ズルッ…
ビーン
スッ…
いまだに難しいポーズはできないし
いろんなところに無理がある〜っ
できる気がしない
ヨガマットもウェアも持ってない
おじいちゃんちの農家タオル
しまむらの家着
内股
マットはジムで貸してくれるから…
姿勢も悪い…
よろしくない猫背姿勢…
1人でできるもん
人見知り
ついでにジムに友達いない
めんどくさがりだし…
開封してない届きものやカタログ類
Amozon
DHQ 2月号
DHQ 3月号
WAWOW 3
WAWOW 4
ROKUTEN
箸が片方違う
ずぼらな性格もなおりません
外出後、忘れ物を取りに戻っても靴を脱がない
せめてものカカト歩き

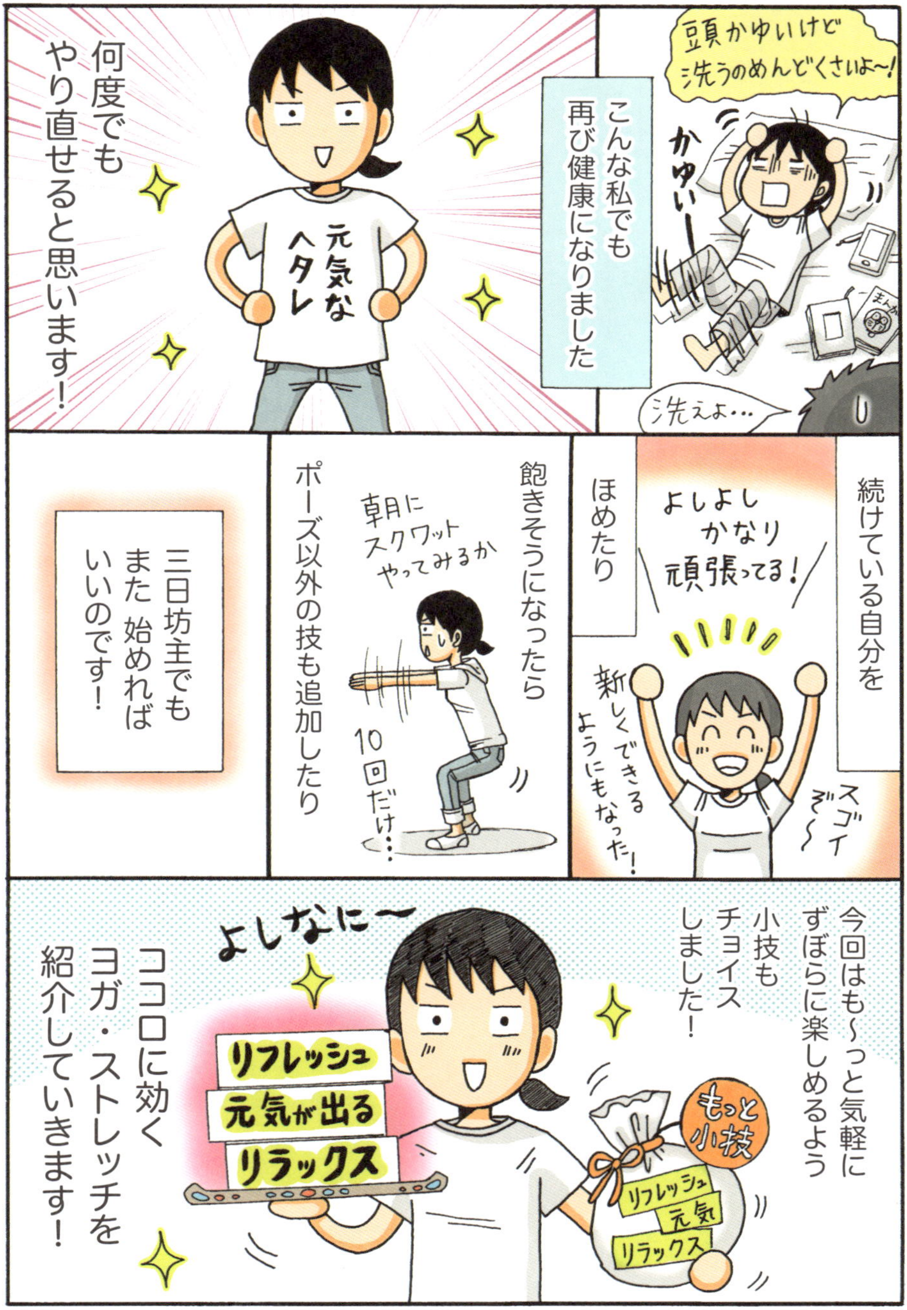
頭かゆいけど洗うのめんどくさいよ〜!
かゆい〜
こんな私でも再び健康になりました
洗えよ…
何度でもやり直せると思います!
元気なヘタレ
続けている自分を
ほめたり
よしよしかなり頑張ってる!
新しくできるようにもなった!
スゴイぞ〜
飽きそうになったら
ポーズ以外の技も追加したり
朝にスクワットやってみるか
10回だけ…
三日坊主でもまた 始めればいいのです!
今回はも〜っと気軽にずぼらに楽しめるよう小技もチョイスしました!
よしなに〜
ココロに効くヨガ・ストレッチを紹介していきます!
リフレッシュ
元気が出る
リラックス
もっと小技
リフレッシュ
元気
リラックス

も〜っと ずぼらヨガ もくじ

はじめに 2

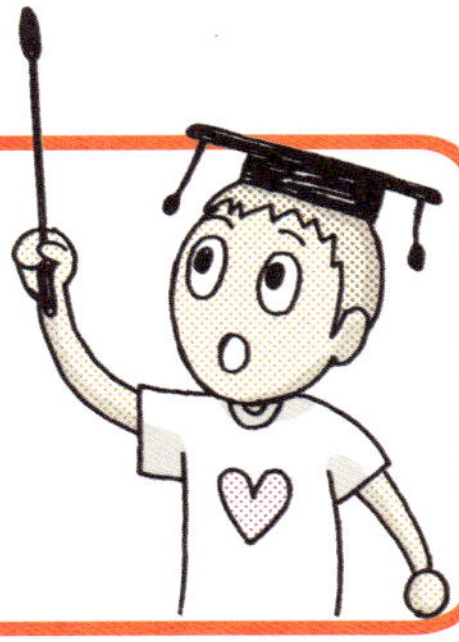

自律神経のはたらき 10

1章 リフレッシュ

ほかけ船のポーズ 20

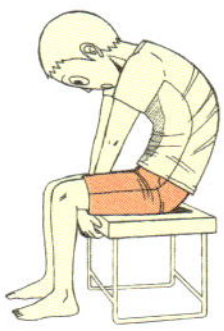

つり針ねじりのポーズ 24

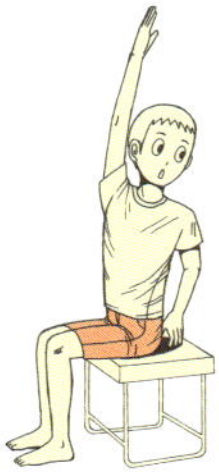

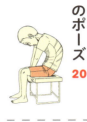

ねじり合掌のポーズ 28

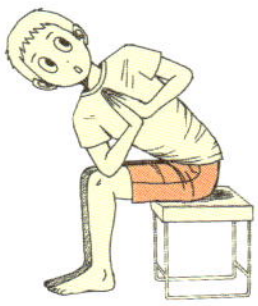

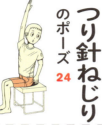

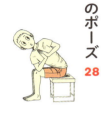

2章 元気が出る

も〜っとずぼら壁ストレッチ 52

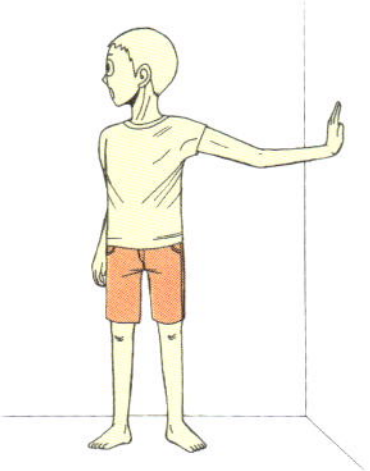

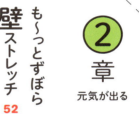

三角のポーズ 56

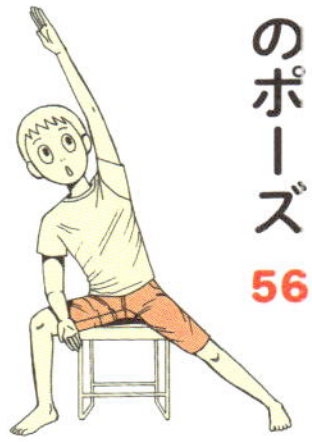

3章 リラックス

イスで猫ねじりのポーズ 78

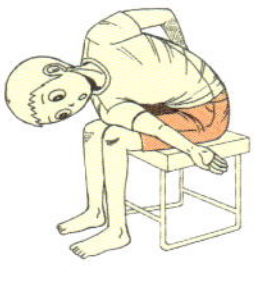

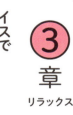

ガス抜きのポーズ 82

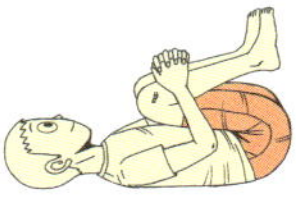

スフィンクスのポーズ 88

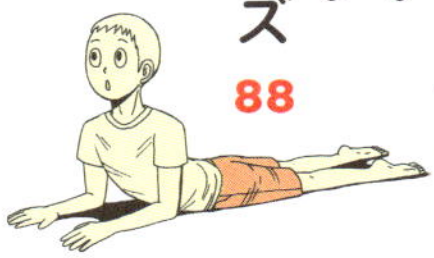

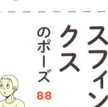

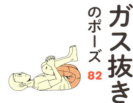

4章 おすすめメニュー

朝メニュー 106

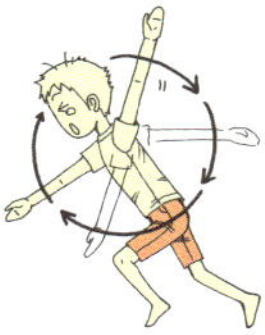

時計の針のポーズ +

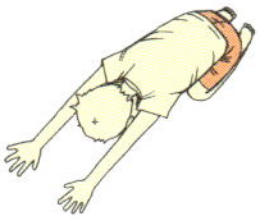

子どものポーズ +

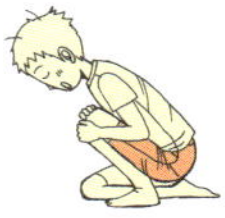

考える人のポーズ

昼メニュー 108

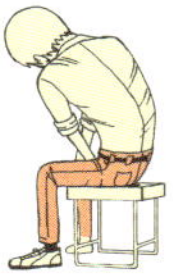

ほかけ船のポーズ +

【コラム】呼吸について 40
【コラム】自律神経を整えるために工夫してること 102
【コラム】旦那の自律神経失調こくふく物語 112
【コラム】主治医A先生との思い出 114
おわりに 118

自律神経のはたらき

1章 リフレッシュ

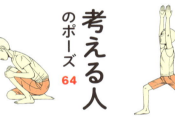

イスで太陽のポーズ 32
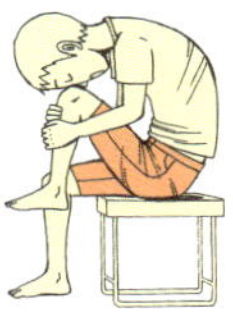
足をあやつるポーズ 36
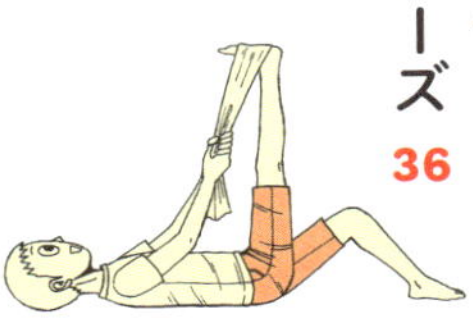
も〜っとリフレッシュ
①鎖骨ほぐし 42
②ずぼら ふくらはぎほぐし 45
③鼻マッサージ 46

2章 元気が出る

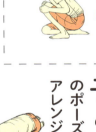

戦士のポーズ 60
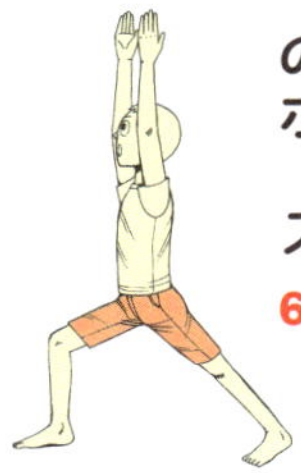
考える人のポーズ 64
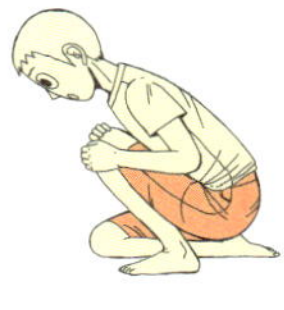
も〜っと元気が出る
ゆる筋トレと私 68
①かんたん ドローイン 71
②四つんばいバランス 72
③プランク 73

3章 リラックス

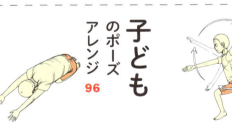

時計の針のポーズ 92
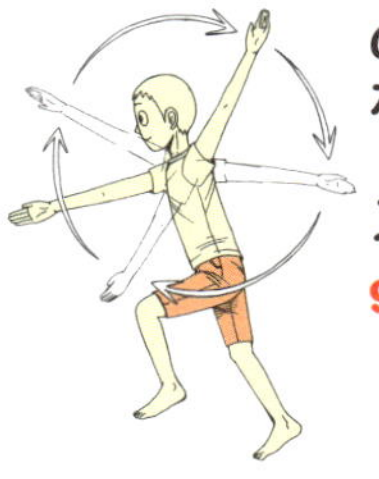
子どものポーズ アレンジ 96
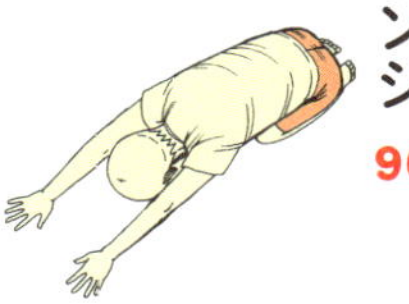
も〜っとリラックス
リストラティブヨガのススメ 98

4章 朝・昼・夜おすすめメニュー

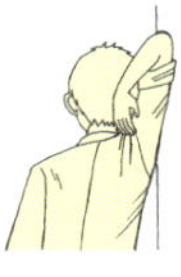
も〜っとずぼら壁ストレッチ
+
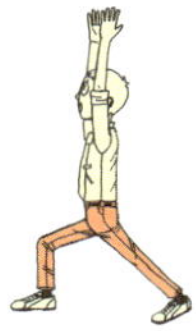
戦士のポーズ

夜メニュー 110
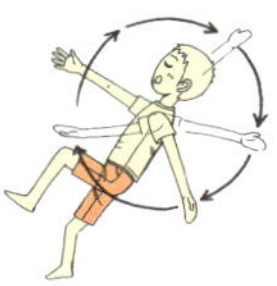
時計の針のポーズ
+
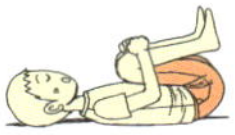
ガス抜きのポーズ
+
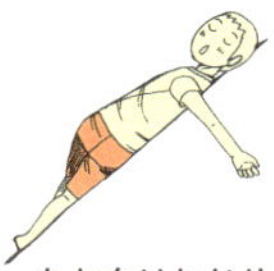
あお向けねじりのポーズ

自律神経のはたらき

自律神経は体内の環境を整えてくれる神経です！
その具体的なはたらきとは……

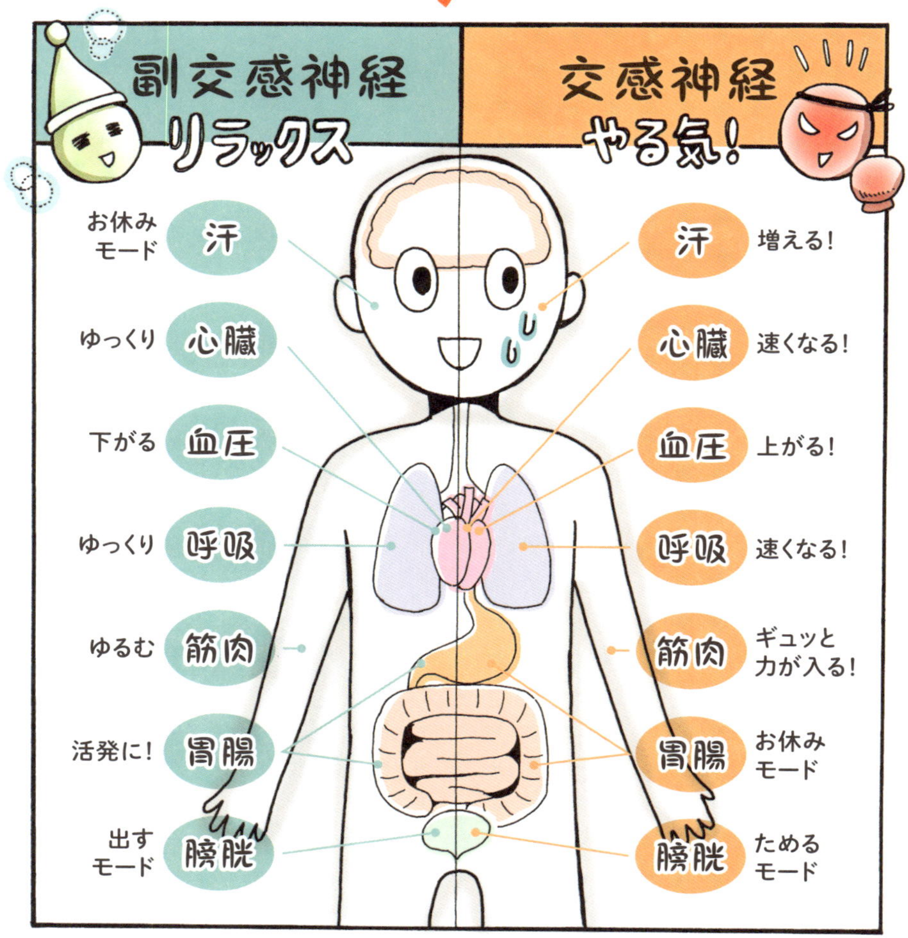

交感神経と副交感神経はバランスが大切！

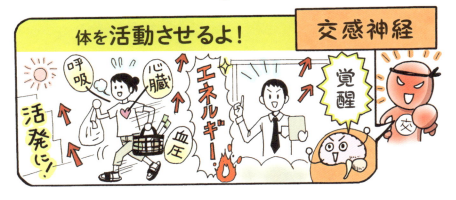

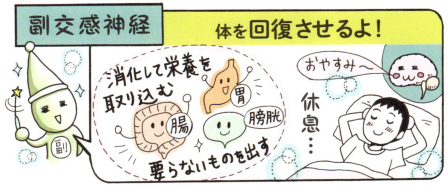

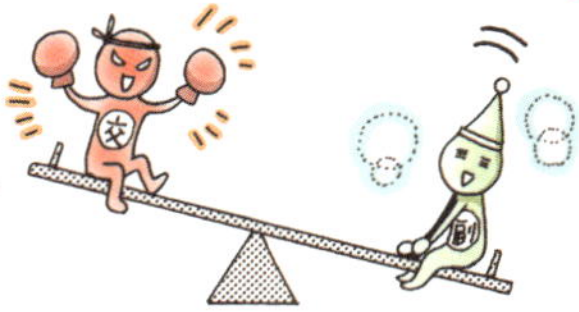

交感神経

体を活動させるよ！

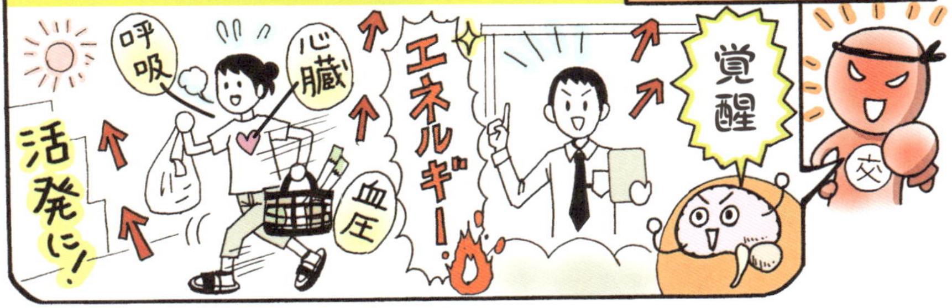

副交感神経

体を回復させるよ！

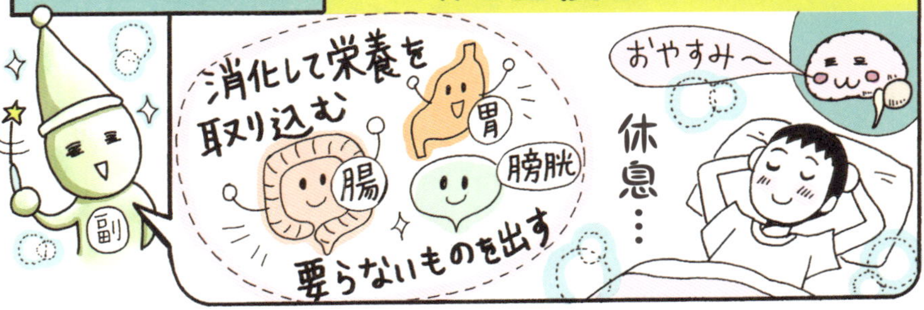

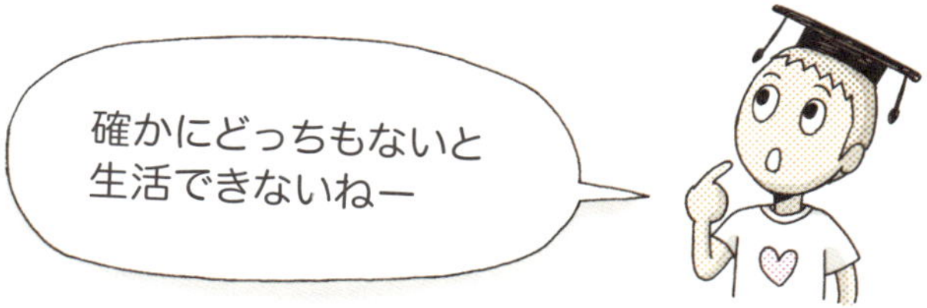

自律神経のバランスがくずれるワケ！

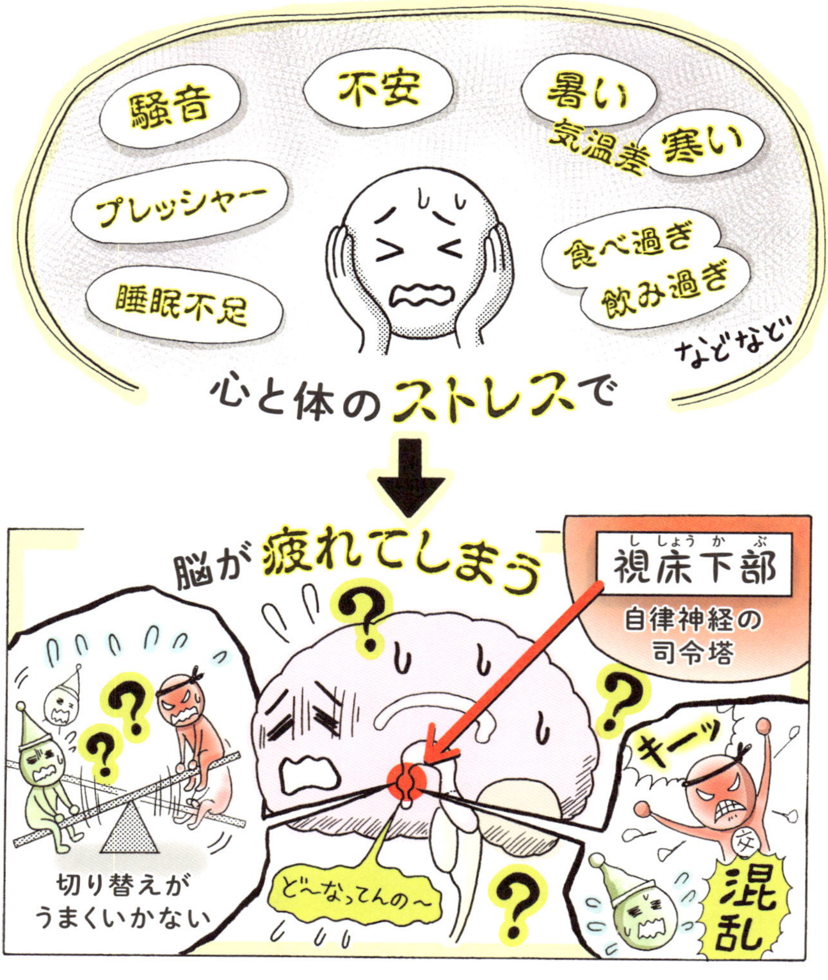
騒音
不安
暑い
気温差
寒い
プレッシャー
睡眠不足
食べ過ぎ
飲み過ぎ
などなど
心と体のストレスで
脳が疲れてしまう
視《し》床《しょう》下《か》部《ぶ》
自律神経の
司令塔
切り替えが
うまくいかない
ど〜なってんの〜
キーッ
混
乱

自律神経のバランスがとれない!

あらわれる心と体の不調

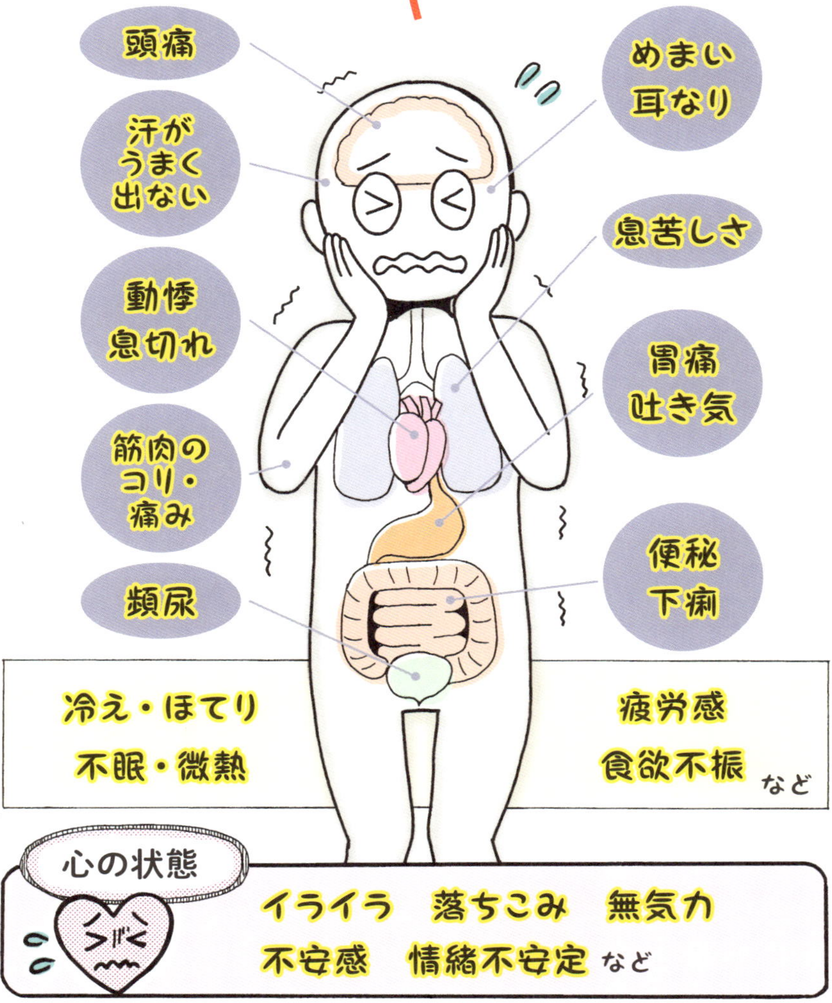

心の状態

イライラ　落ちこみ　無気力

不安感　情緒不安定　など

※自律神経は全身に張りめぐらされているので、ほかにも様々な症状があります。

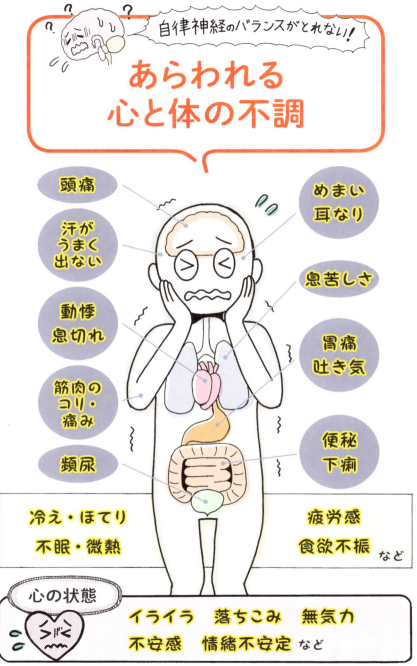

自律神経のバランスを整えるにはどうしたらいいの？

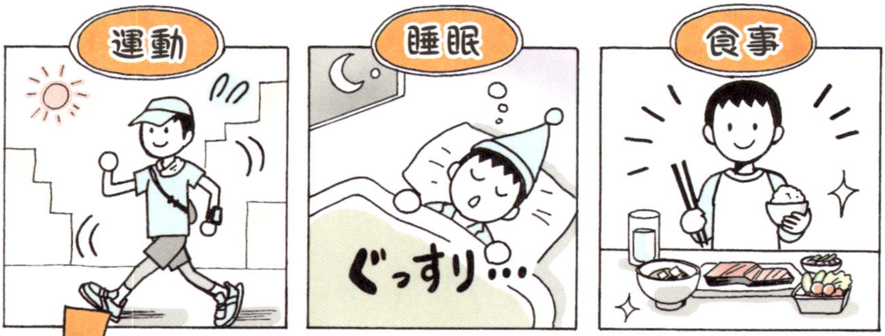

その中で…

生活スタイルの改善や心理療法などがあります

体内のストレスをゆるめよう！

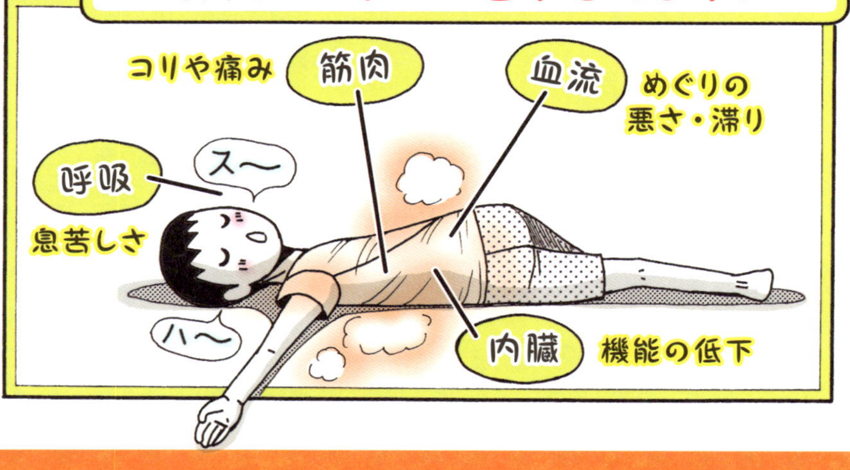

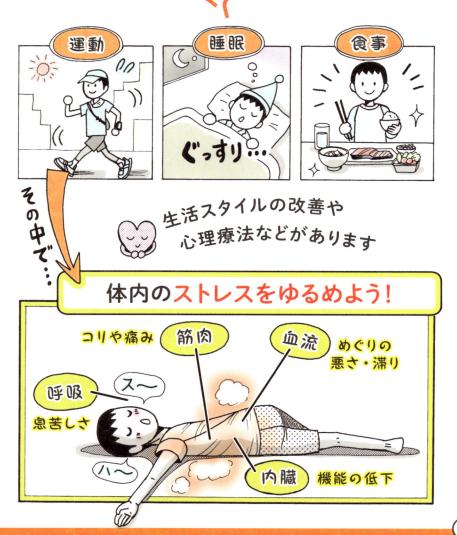

体内のストレスをゆるめると……

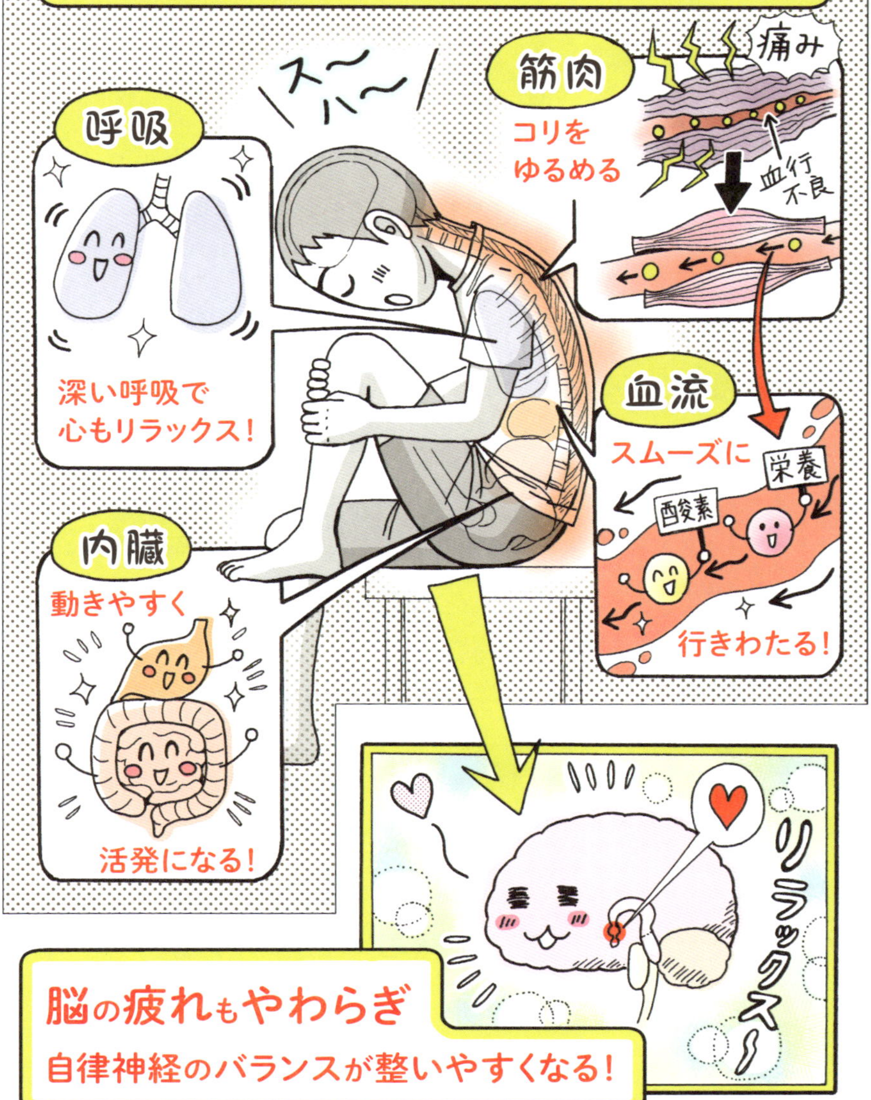

脳の疲れもやわらぎ

自律神経のバランスが整いやすくなる！

自律神経にはさらなる秘密が！

自律神経の司令塔【視床下部】は

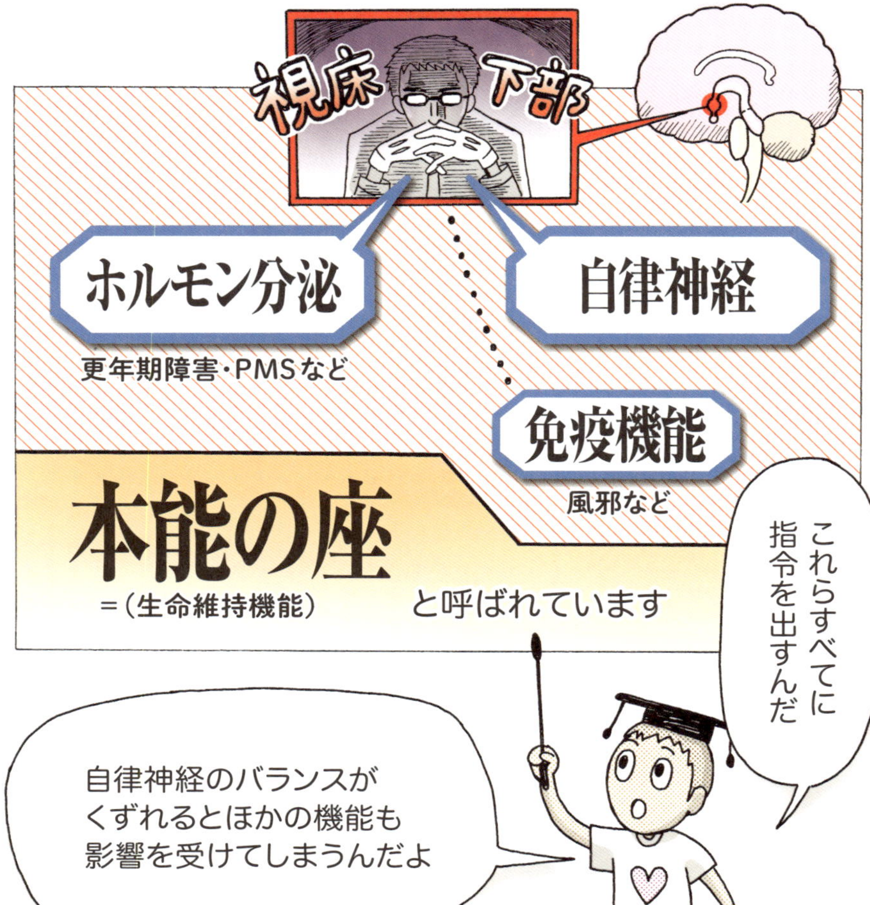
視床下部
ホルモン分泌
更年期障害・PMSなど
自律神経
免疫機能
風邪など
本能の座
=（生命維持機能）
と呼ばれています
これらすべてに指令を出すんだ
自律神経のバランスがくずれるとほかの機能も影響を受けてしまうんだよ

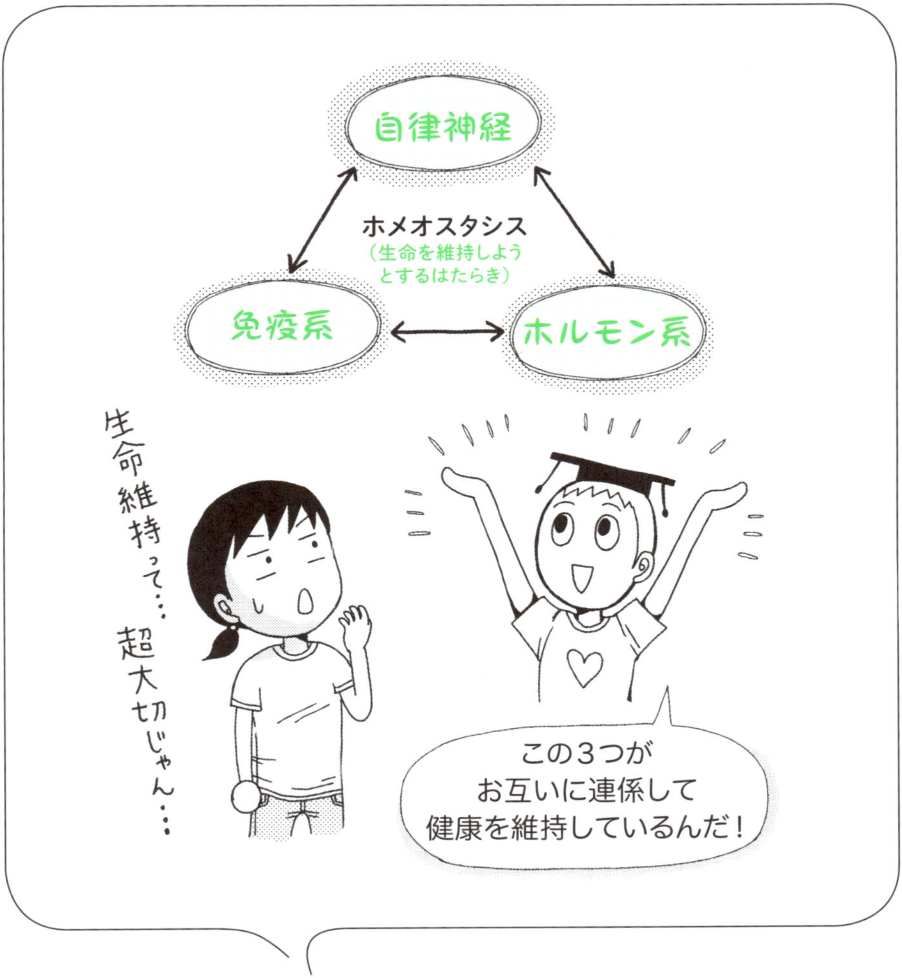
自律神経
ホメオスタシス
（生命を維持しようとするはたらき）
免疫系
ホルモン系
この３つがお互いに連係して健康を維持しているんだ！
生命維持って…超大切じゃん…

も〜っと
ずぼらヨガ
自律神経
どこでもリセット！

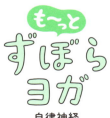

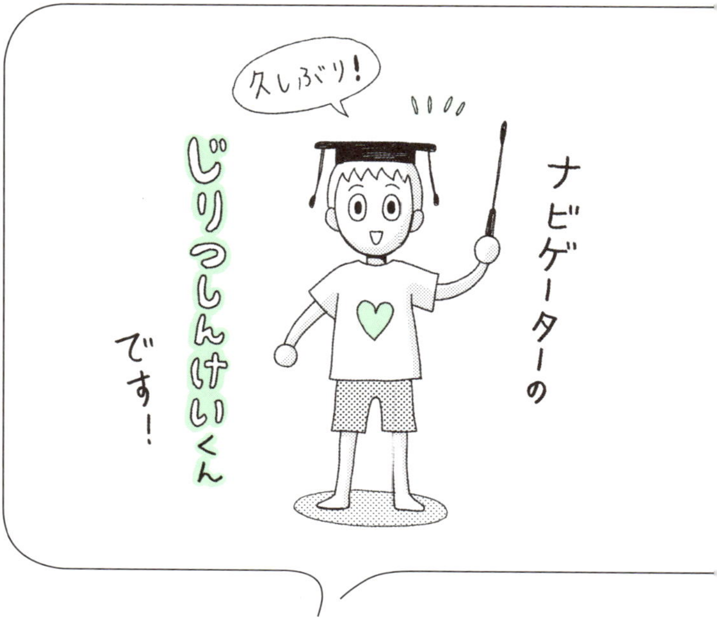
ナビゲーターの
じりつしんけいくん
です！
久しぶり！

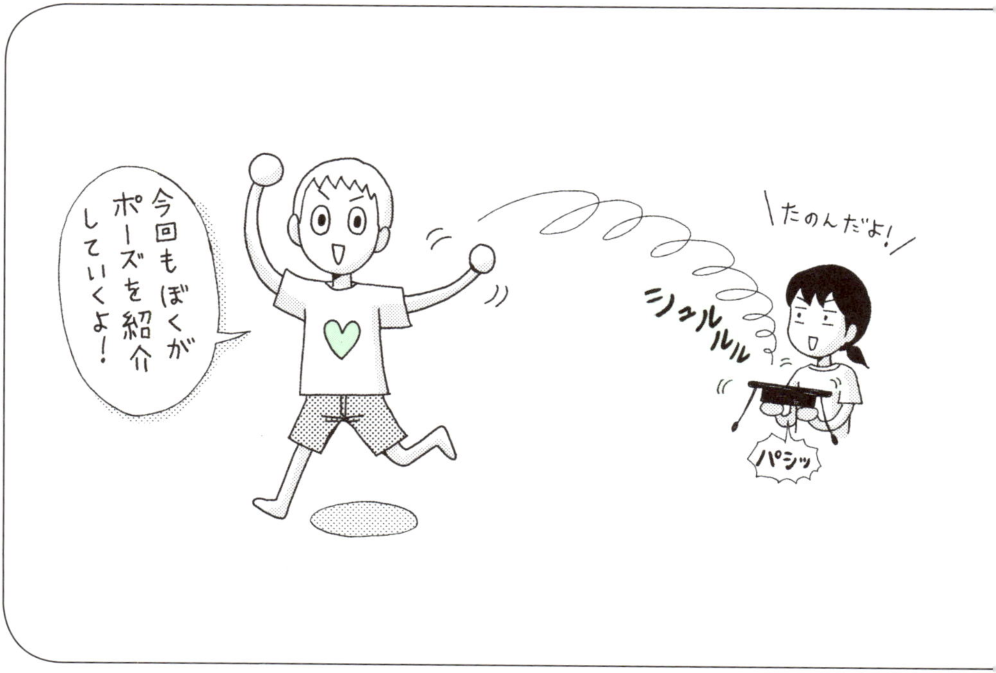
たのんだよ！
シュルルル
パシッ
今回もぼくがポーズを紹介していくよ！

①章
リフレッシュ

コリ固まった体をほぐして
体のサビ取りをしよう!

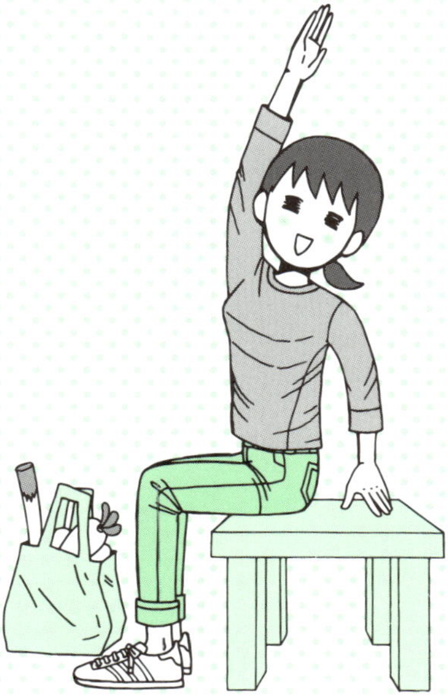

【ほかけ船のポーズ】

首・肩・背中のコリに！

頭痛予防

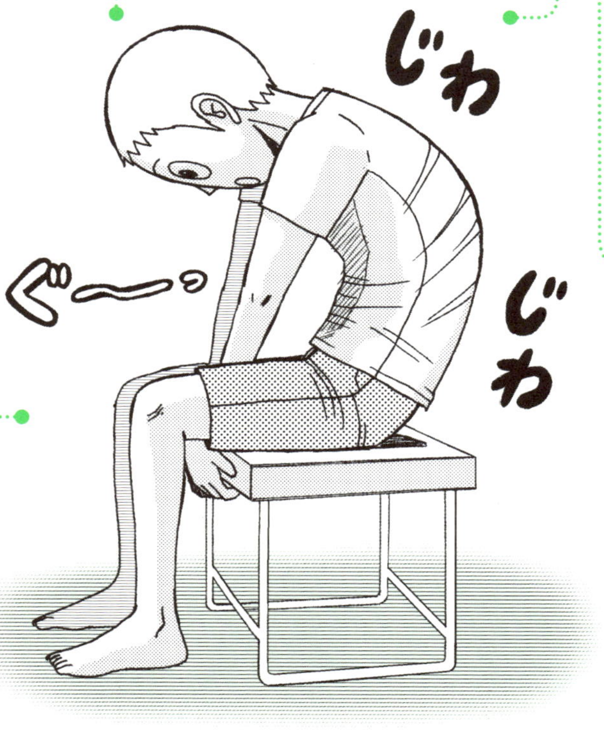

いつでも・どこでも
デスクワークの合間にできる

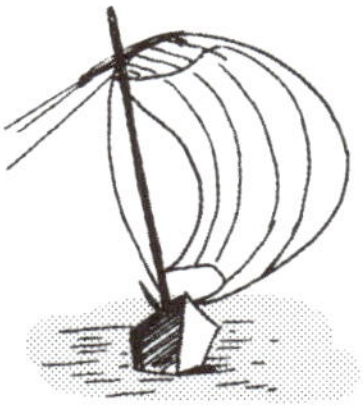

1

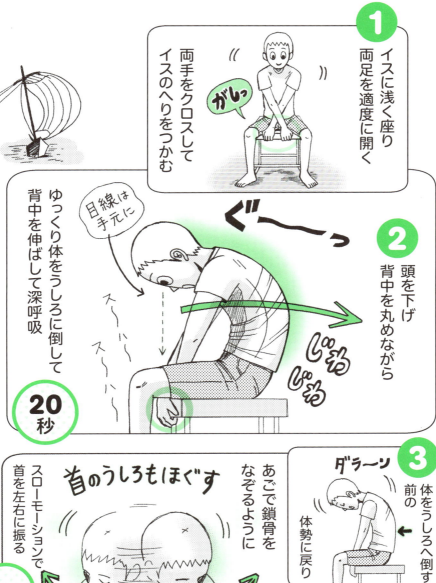

イスに浅く座り
両足を適度に開く

両手をクロスして
イスのへりをつかむ

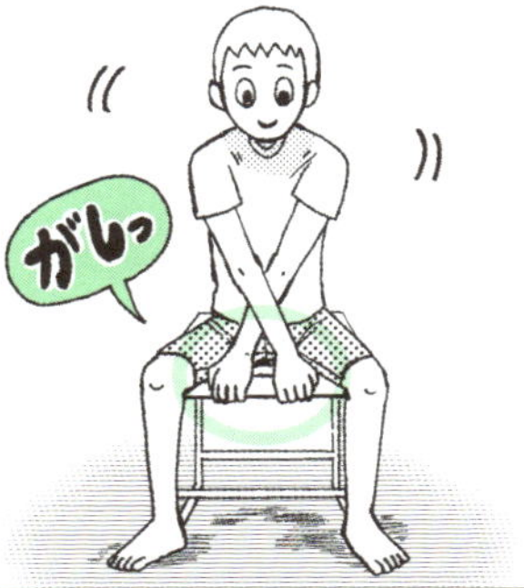
がしっ

2

頭を下げ
背中を丸めながら

ゆっくり体をうしろに倒して
背中を伸ばして深呼吸

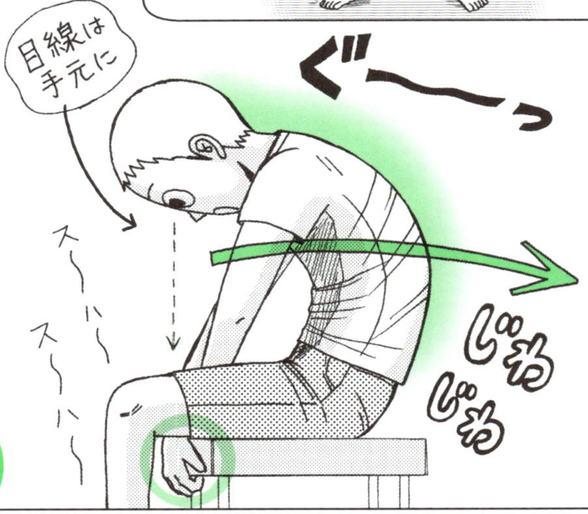
目線は手元に
ぐ〜〜っ
じわじわ
ス〜ハ〜
ス〜ハ〜

20秒

3

体をうしろへ倒す
前の
体勢に戻り

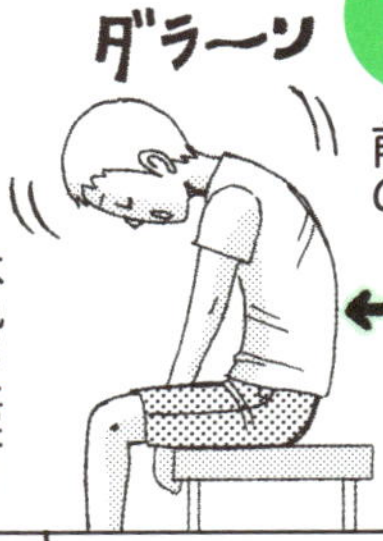
ダラ〜ン

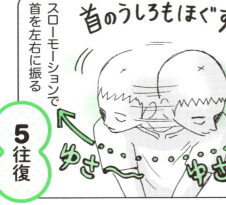

首のうしろもほぐす

あごで鎖骨を
なぞるように

スローモーションで
首を左右に振る

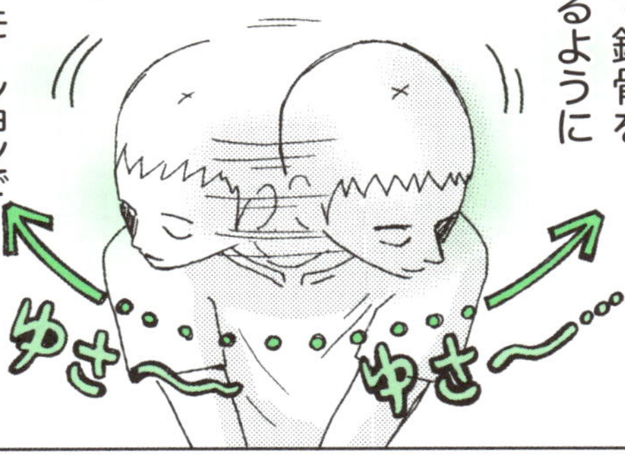
ゆさ〜
ゆさ〜…

5往復

【伸ばされる部位】

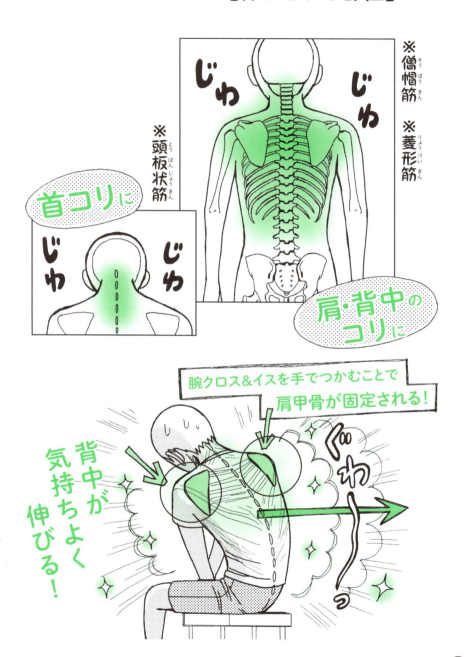

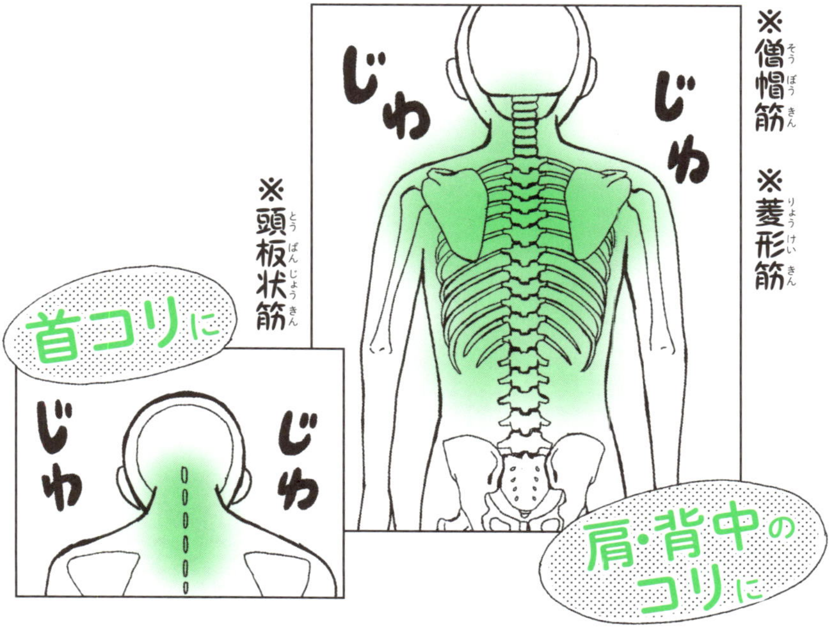
※僧《そう》帽《ぼう》筋《きん》
※菱《りょう》形《けい》筋《きん》
じゅ
じゅ
肩・背中のコリに
※頭《とう》板《ばん》状《じょう》筋《きん》
首コリに
じゅ
じゅ

腕クロス&イスを手でつかむことで
肩甲骨が固定される！
背中が気持ちよく伸びる！
ぐわ〜っ

崎田レポ

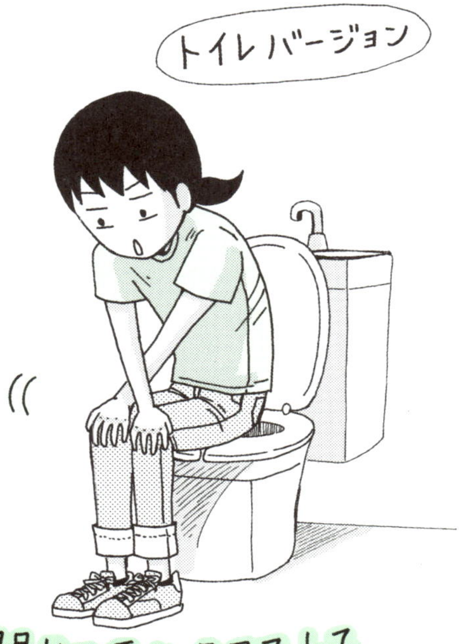

足を閉じて手をクロスして
両ひざを持ってやってます。

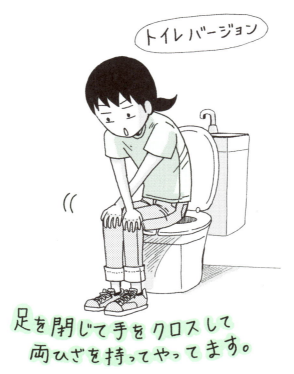

【つり針ねじりのポーズ】

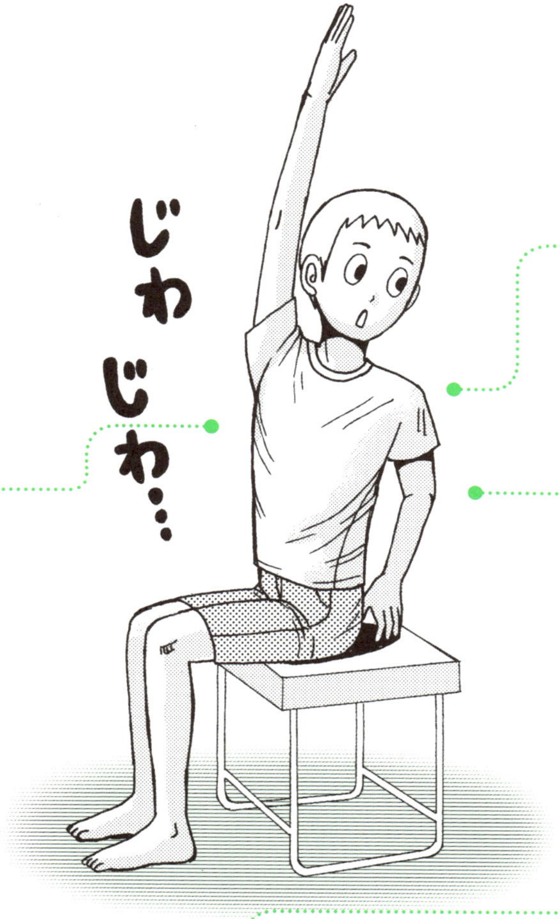

肩・背中のコリに！

ワキ腹を伸ばして
呼吸しやすく

滞りがちなワキ下の
リンパが流れ出す

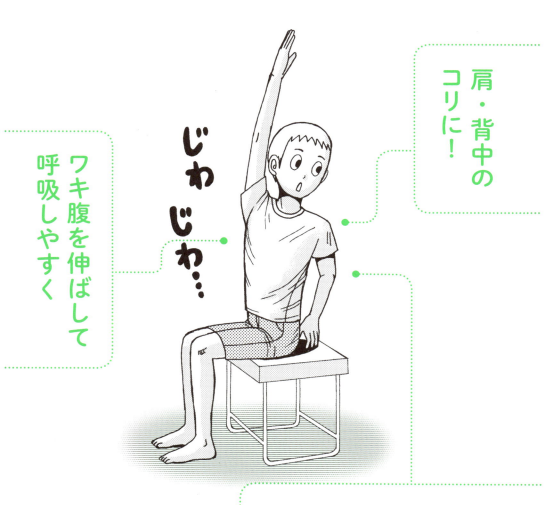

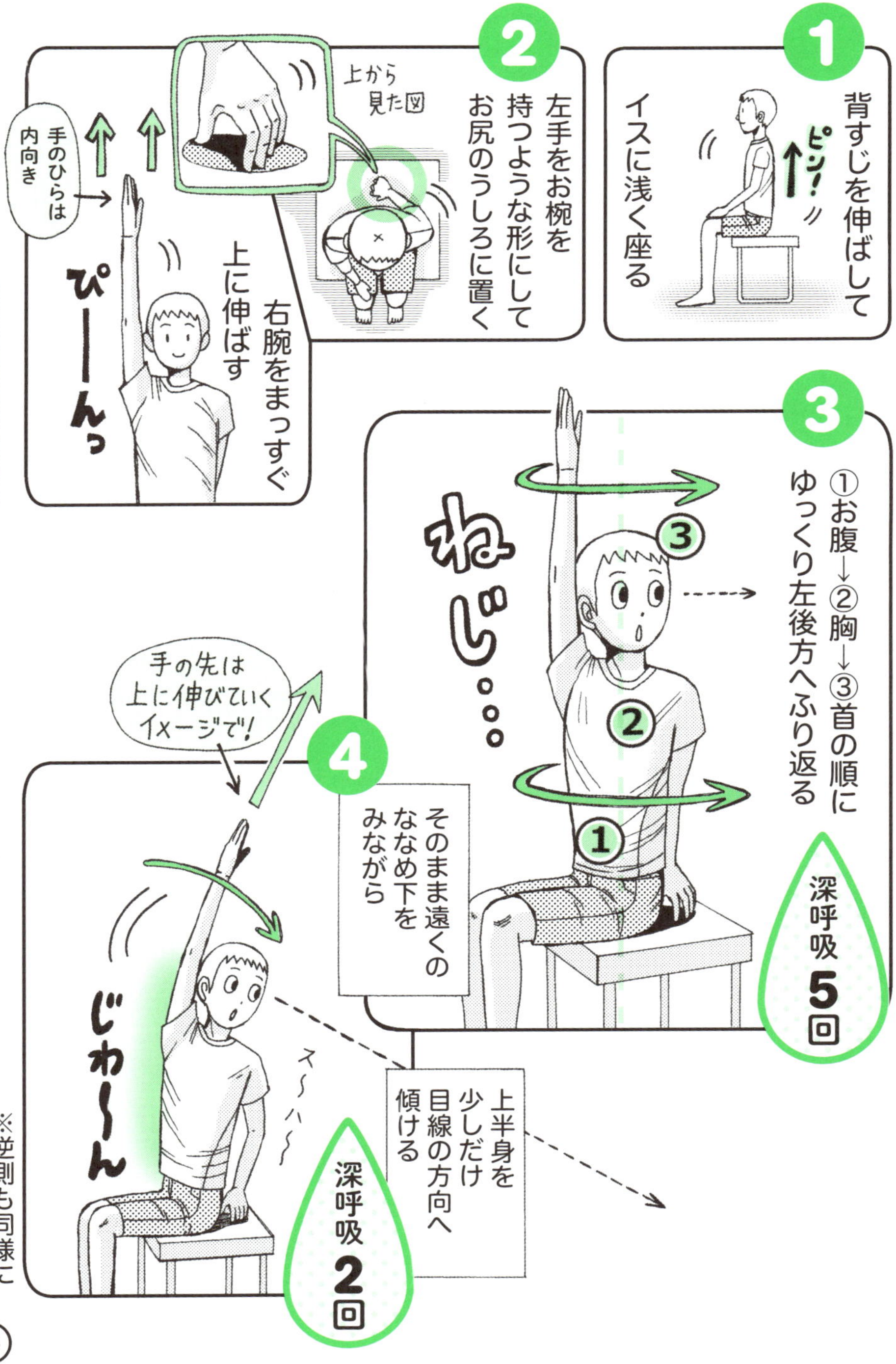
1
背すじを伸ばして
イスに浅く座る
ピン!
2
左手をお椀を
持つような形にして
お尻のうしろに置く
上から
見た図
右腕をまっすぐ
上に伸ばす
手のひらは
内向き
ぴーーんっ
3
①お腹→②胸→③首の順に
ゆっくり左後方へふり返る
ねじ…
深呼吸
5回
4
そのまま遠くの
ななめ下を
みながら
上半身を
少しだけ
目線の方向へ
傾ける
手の先は
上に伸びていく
イメージで!
じわ〜ん
ス〜ハ〜
深呼吸
2回

※逆側も同様に

【ほぐされる部位】

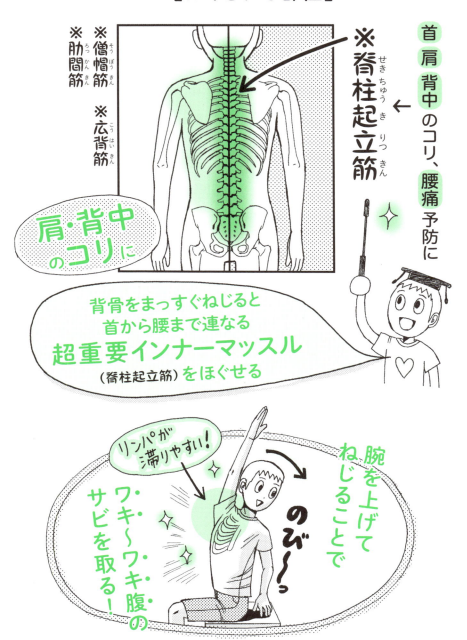

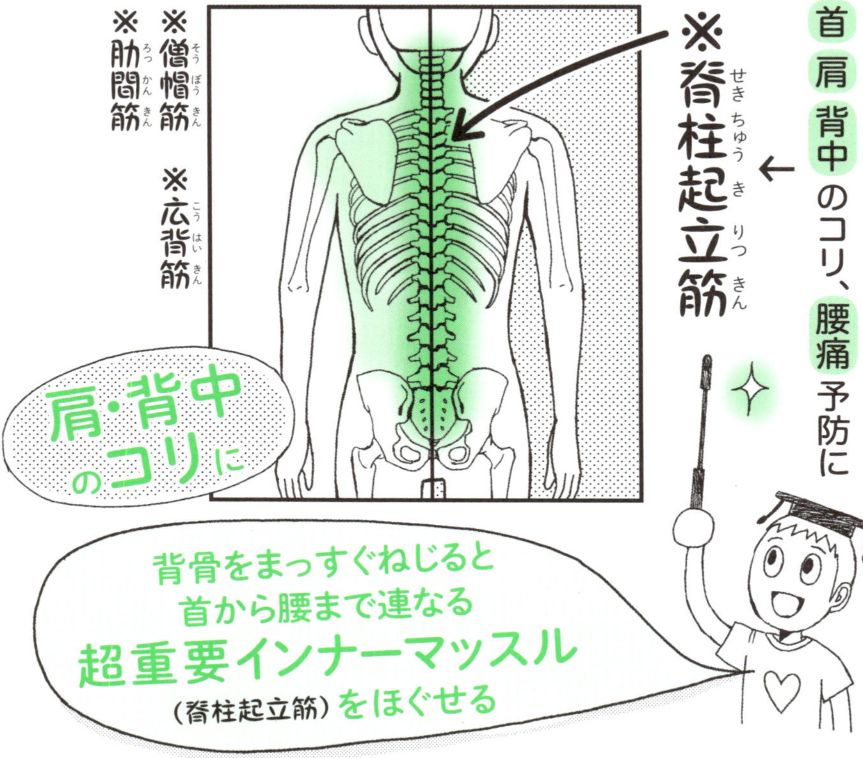

首肩背中のコリ、腰痛予防に
←
※脊《せき》柱《ちゅう》起《き》立《りつ》筋《きん》
※僧《そう》帽《ぼう》筋《きん》
※肋《ろっ》間《かん》筋《きん》
※広《こう》背《はい》筋《きん》
肩・背中のコリに
背骨をまっすぐねじると
首から腰まで連なる
超重要インナーマッスル
(脊柱起立筋)をほぐせる

腕を上げてねじることで
のび〜っ
リンパが滞りやすい！
ワキ〜ワキ腹のサビを取る！

崎田レポ

いつでもどこでも…

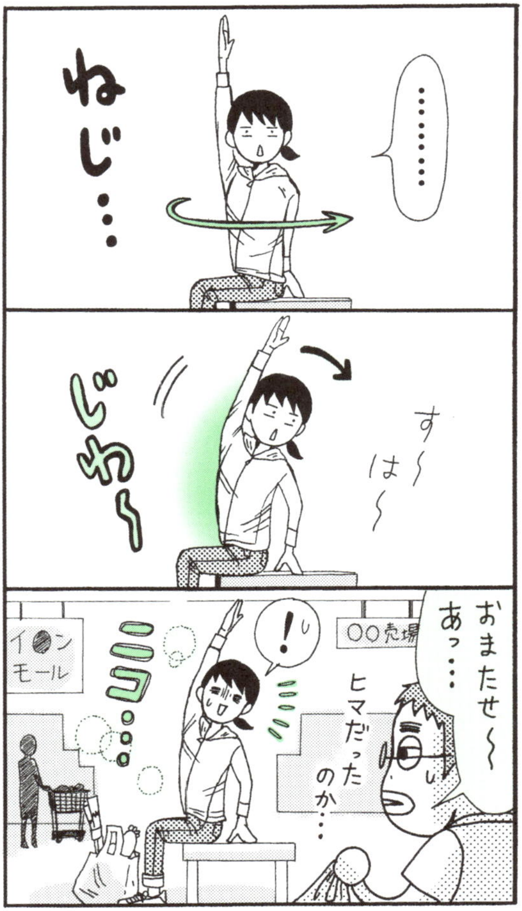

ねじり合掌のポーズ

肩・背中のコリに！

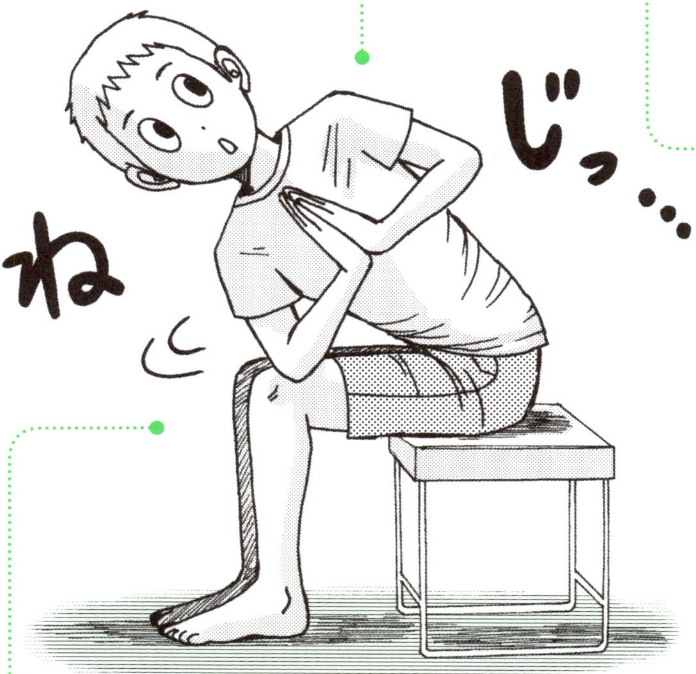

胴をねじることで
内臓全体をリフレッシュ

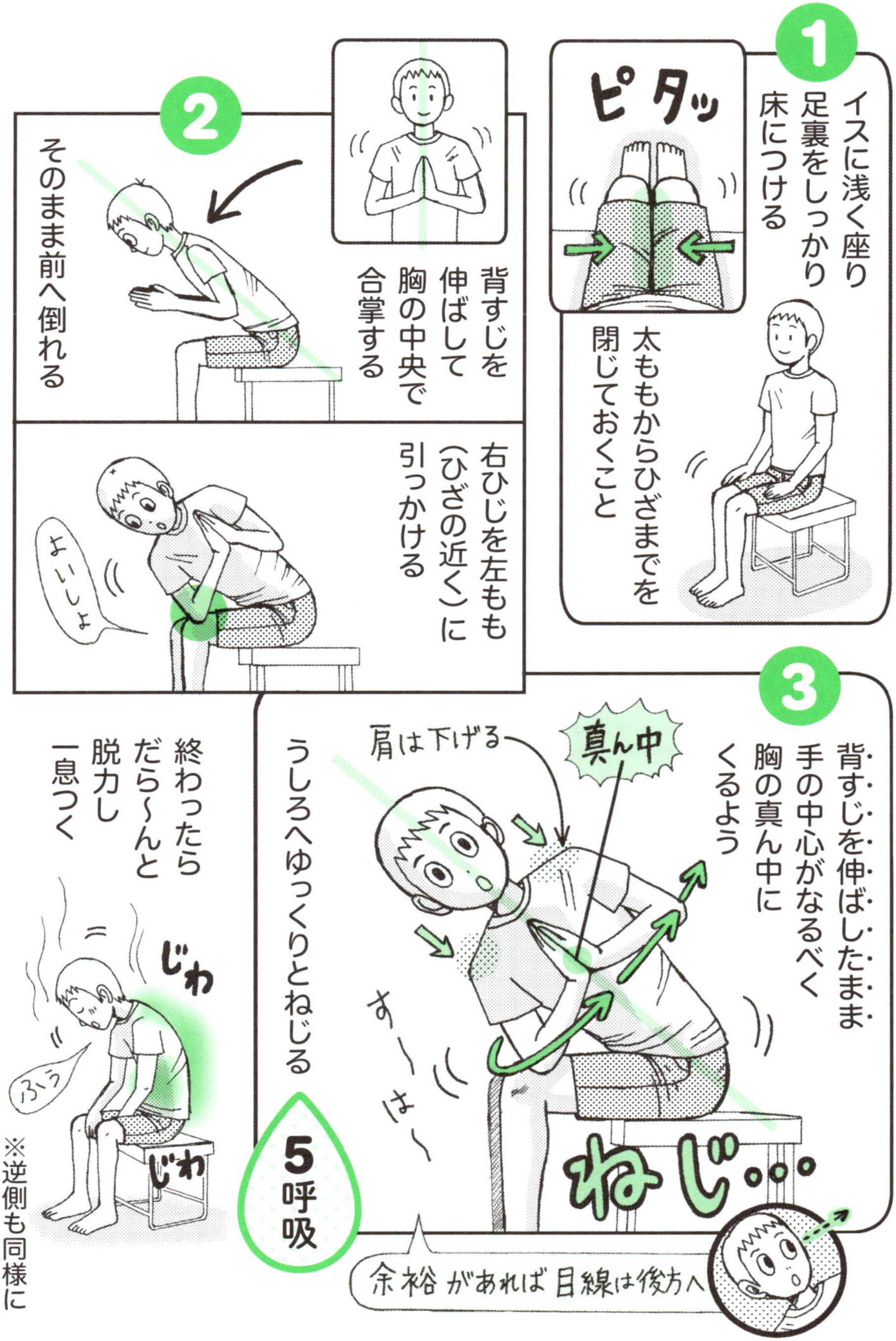
1
イスに浅く座り
足裏をしっかり
床につける
ピタッ
太ももからひざまでを
閉じておくこと
2
背すじを
伸ばして
胸の中央で
合掌する
そのまま前へ倒れる
右ひじを左もも
（ひざの近く）に
引っかける
よいしょ
3
背すじを伸ばしたまま
手の中心がなるべく
胸の真ん中に
くるよう
真ん中
肩は下げる
うしろへゆっくりとねじる
すー
はー
ねじ…
5呼吸
余裕があれば目線は後方へ
終わったら
だら～んと
脱力し
一息つく
じわ
じわ
ふぅ
※逆側も同様に

背骨まっすぐで胴体をねじると内臓もリフレッシュするよ！

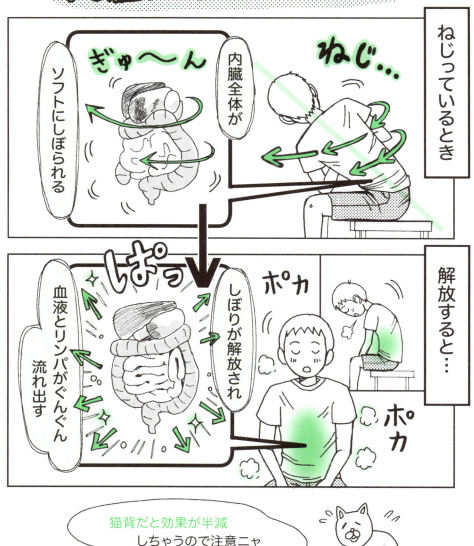

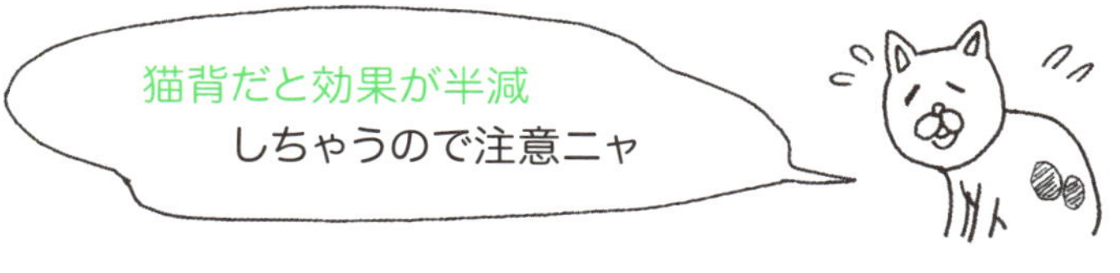

【ほぐされる部位】

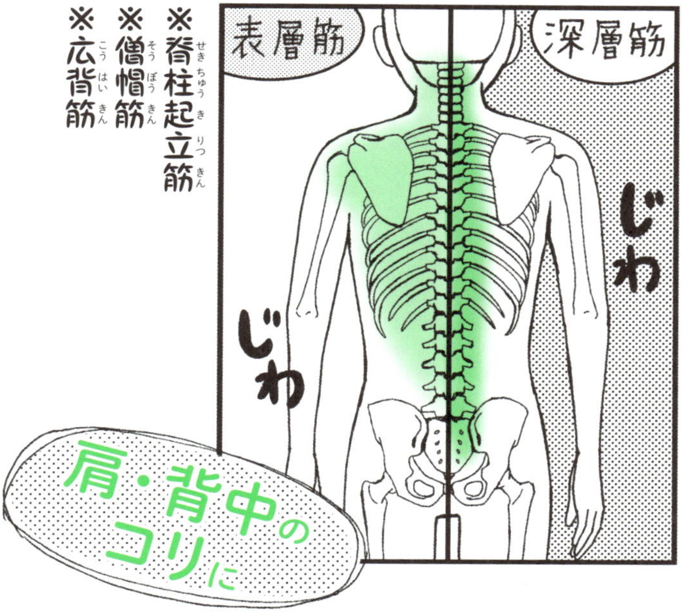

※脊《せき》柱《ちゅう》起《き》立《りつ》筋《きん》
※僧《そう》帽《ぼう》筋《きん》
※広《こう》背《はい》筋《きん》

崎田レポ

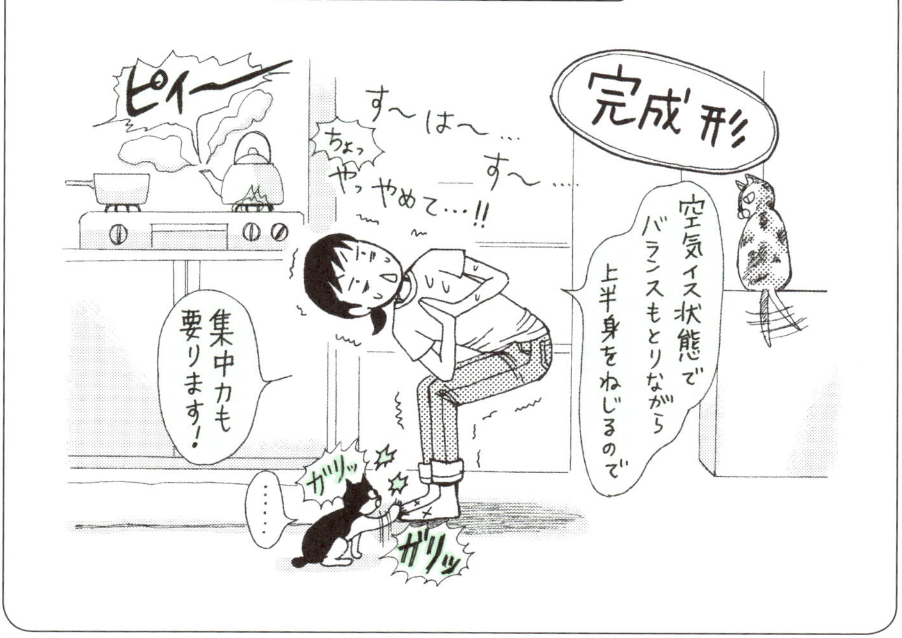
完成形
空気イス状態で バランスもとりながら 上半身をねじるので
す〜は〜…
す〜…
ちょっ やっやめて…!!
ピイーー
集中力も要ります!
ガリッ
……
ガリッ

【イスで太陽のポーズ】

首・肩・背中の
コリに！

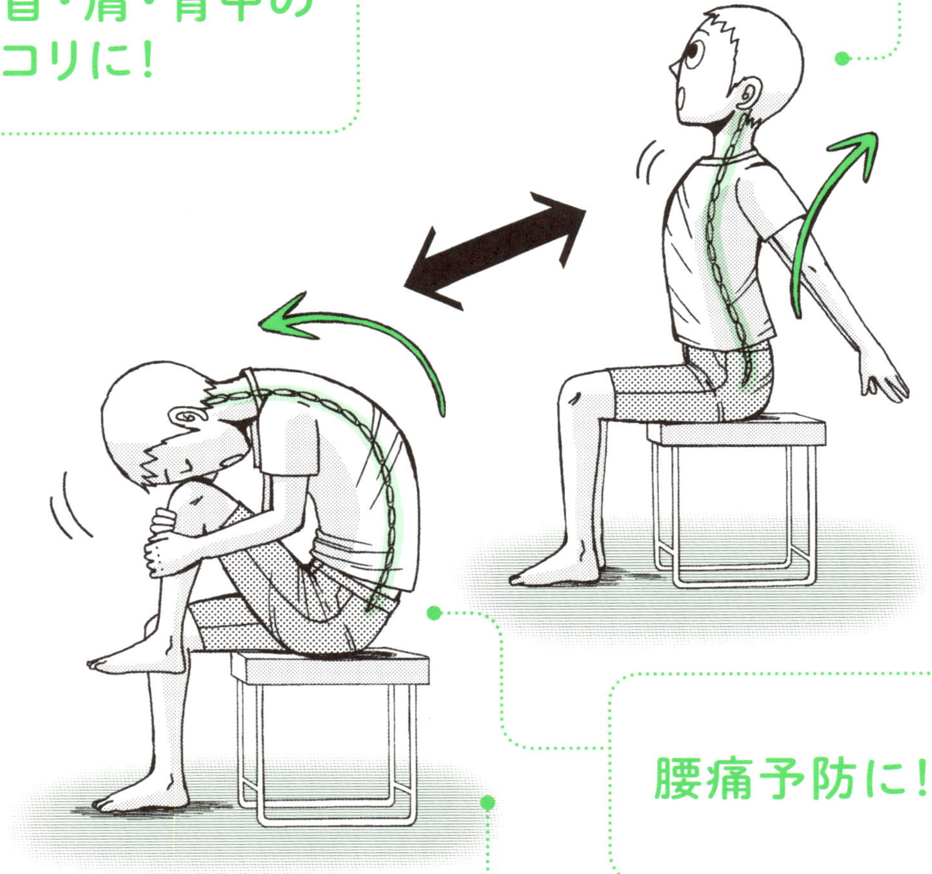

腰痛予防に！

自律神経の
バランスを整える

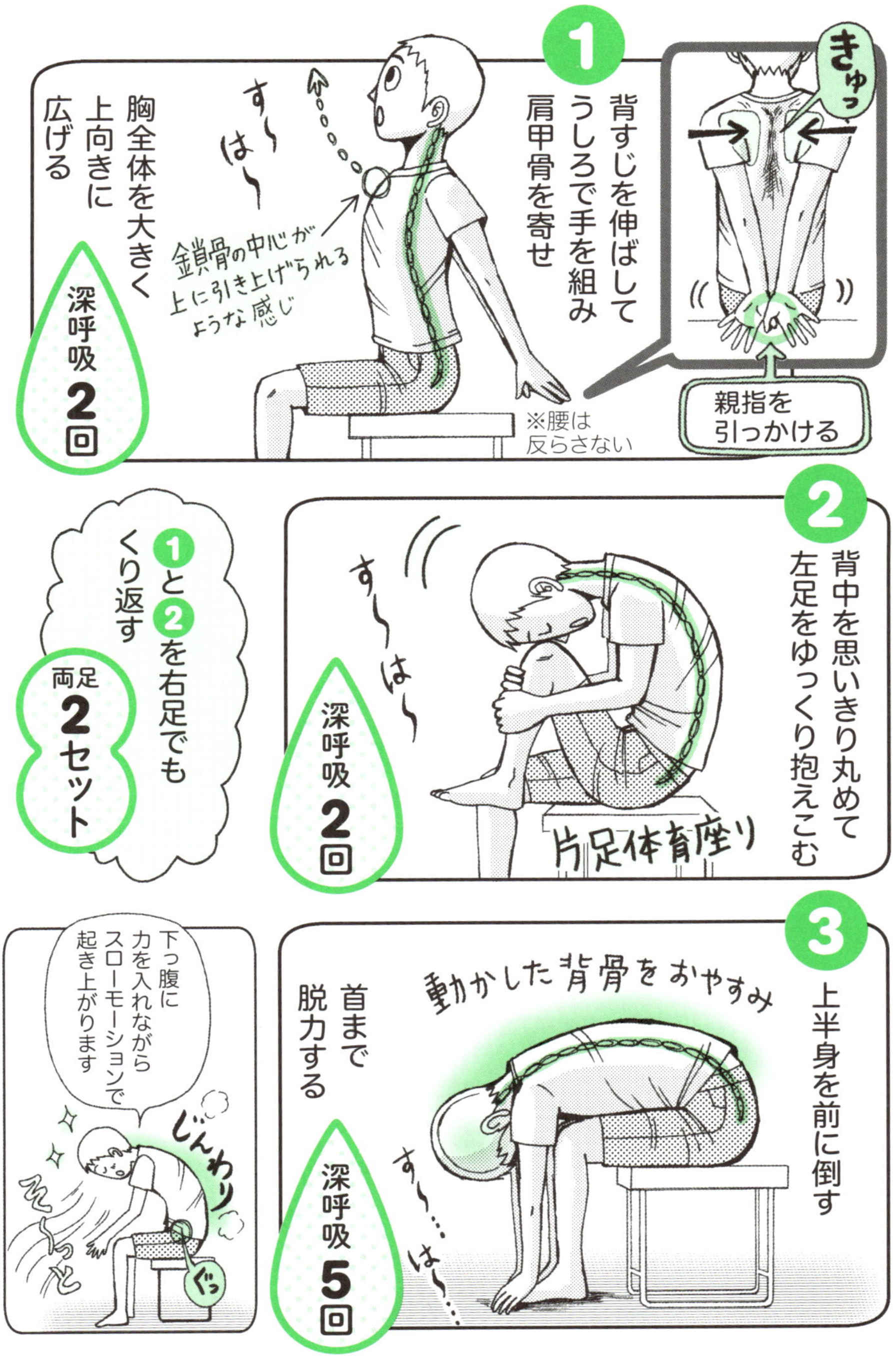
1
背すじを伸ばして
うしろで手を組み
肩甲骨を寄せ
きゅっ
親指を
引っかける
※腰は
反らさない
す〜
は〜
鎖骨の中心が上に引き上げられるような感じ
胸全体を大きく
上向きに
広げる
深呼吸
2回
2
背中を思いきり丸めて
左足をゆっくり抱えこむ
す〜
は〜
片足体育座り
深呼吸
2回
1と2を右足でも
くり返す
両足
2セット
3
上半身を前に倒す
動かした背骨をおやすみ
首まで
脱力する
す〜…
は〜…
深呼吸
5回
下っ腹に
力を入れながら
スローモーションで
起き上がります
じんわり
ぐっ
そ〜っと

【ほぐされる部位】

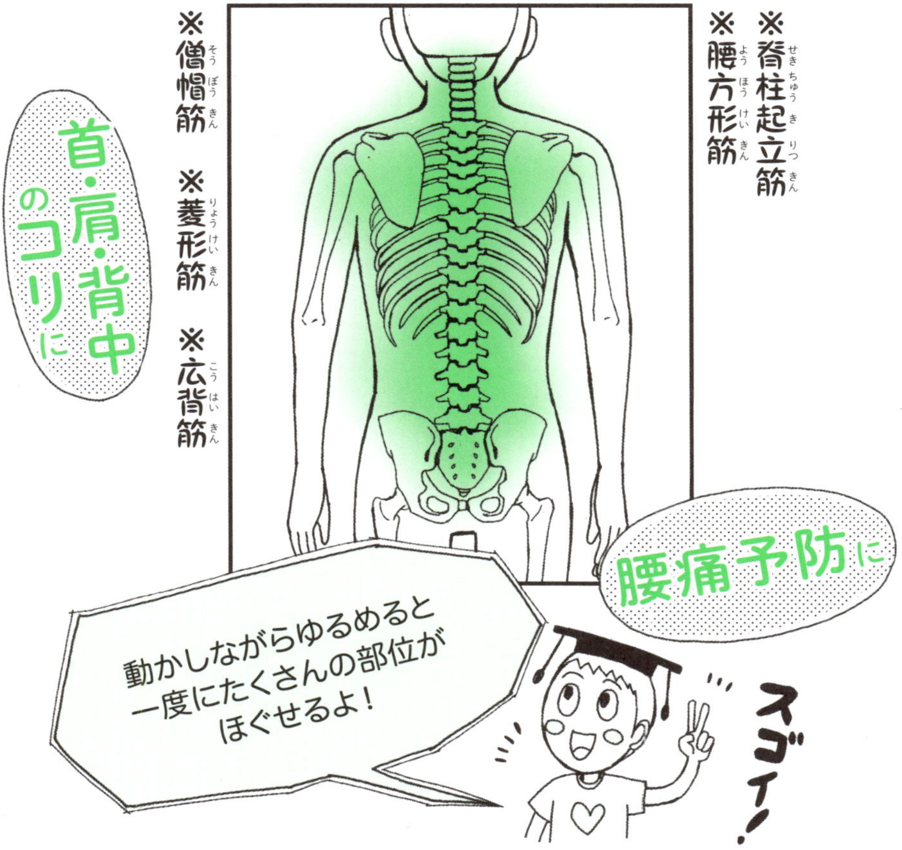
※脊《せき》柱《ちゅう》起《き》立《りつ》筋《きん》
※腰《よう》方《ほう》形《けい》筋《きん》
※僧《そう》帽《ぼう》筋《きん》
※菱《りょう》形《けい》筋《きん》
※広《こう》背《はい》筋《きん》
首・肩・背中のコリに
腰痛予防に
動かしながらゆるめると一度にたくさんの部位がほぐせるよ!
スゴイ!

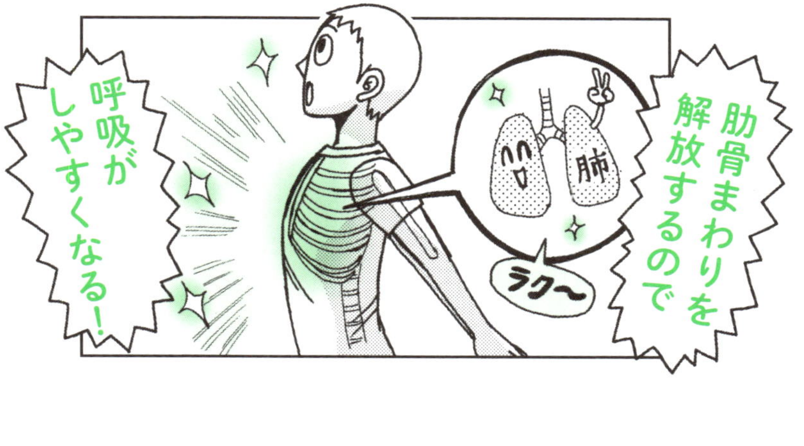
肋骨まわりを解放するので
肺
ラク〜
呼吸がしやすくなる!

［背骨のストレッチの効能］

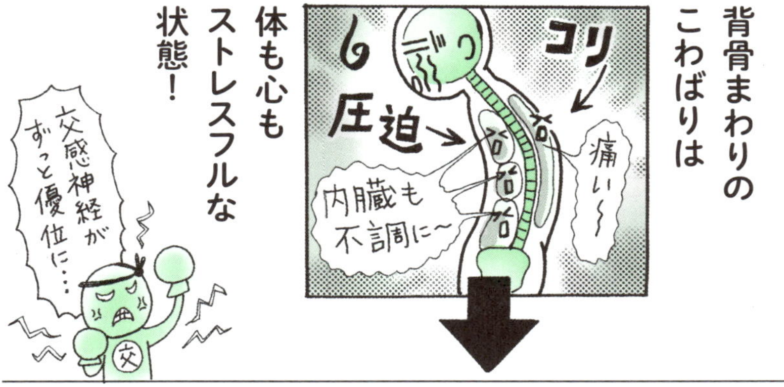
背骨まわりのこわばりは
体も心もストレスフルな状態！
コリ
圧迫
痛い〜
内臓も不調に〜
交感神経がずっと優位に……
交

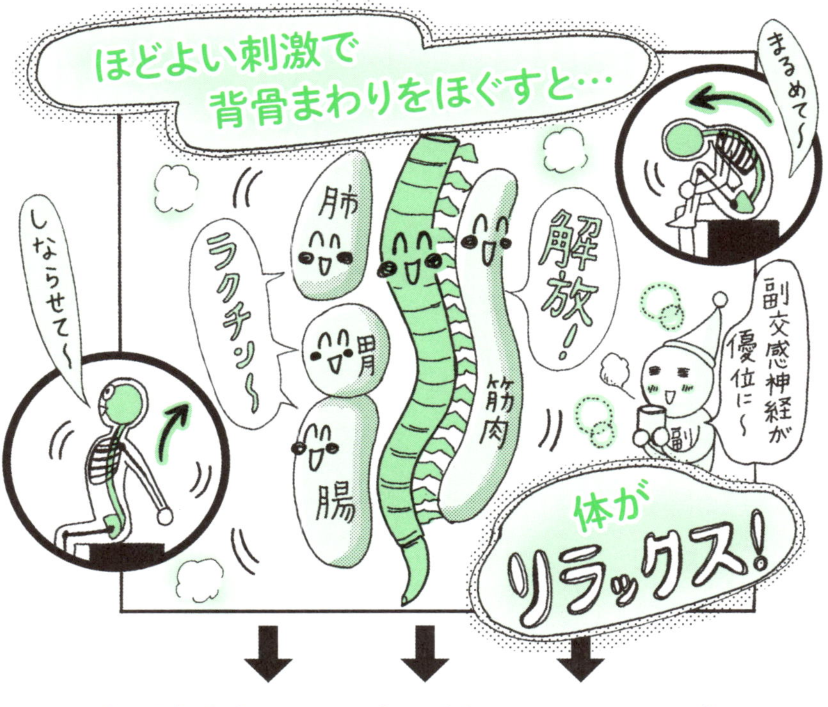
ほどよい刺激で背骨まわりをほぐすと…
まるめて〜
解放！
ラクチン〜
しならせて〜
肺
胃
腸
筋肉
副交感神経が優位に〜
副
体がリラックス！

自律神経の調整につながる！

【足をあやつるポーズ】

冷え・
むくみ対策

全身の
だるさ取り

ジワ
ジワ

腰痛予防

タオルの長さは
自分に合わせて
調節しよう!
フェイスタオル
バスタオル

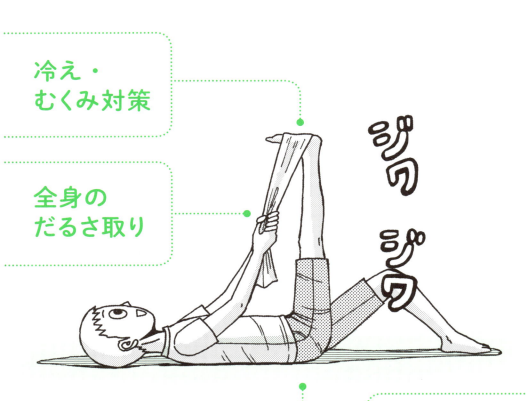

1

あお向けに寝て
土踏まずに
タオルを引っかけ

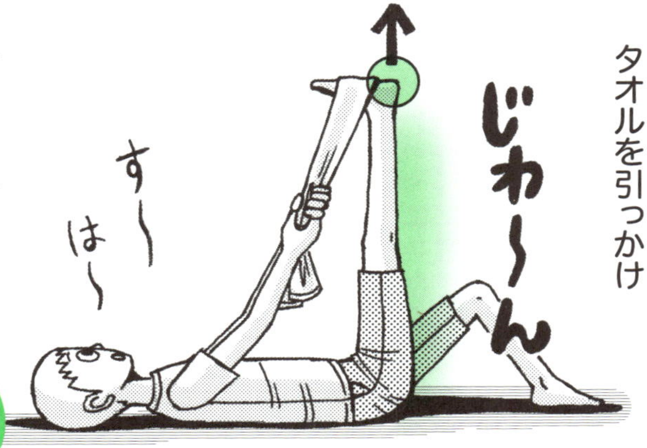

ひざ裏を伸ばし
かかとを上に押し上げ
足を気持ちよく伸ばす

20秒

2

足の高さはそのままで
かかとを上に押し出したり
つま先を
伸ばしたりをくり返す

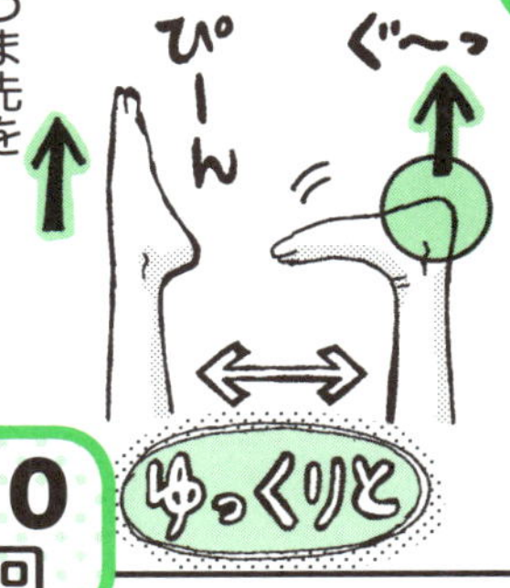

10回

3

少しひざを曲げながら
股関節から
足全体を回す

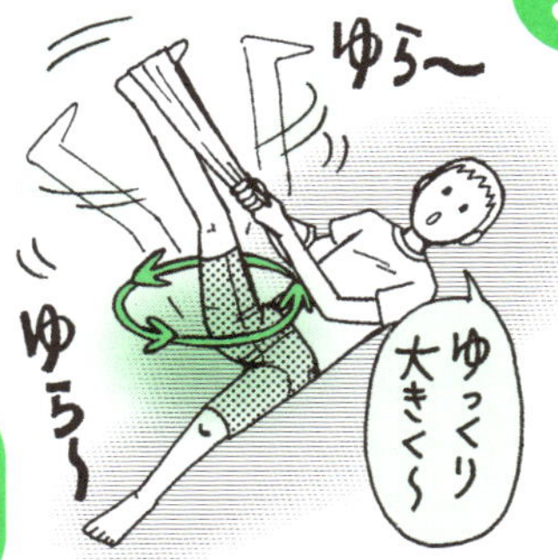

2周

※逆回しも

4

ひざ裏をピンと伸ばしながら

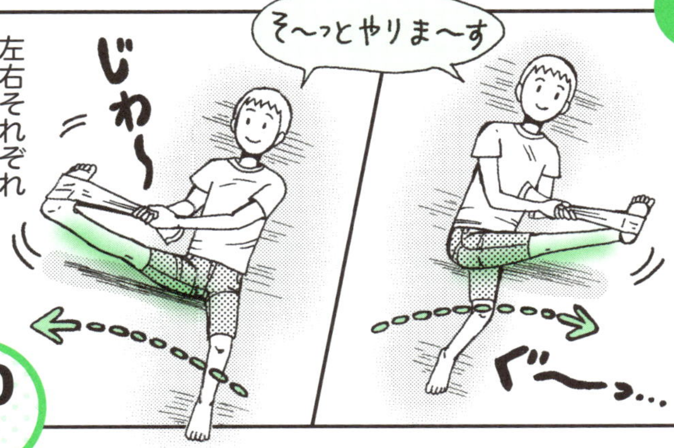

左右それぞれ
倒せるところまで倒して
キープ

10秒ずつ

もう片方の足も同様に！

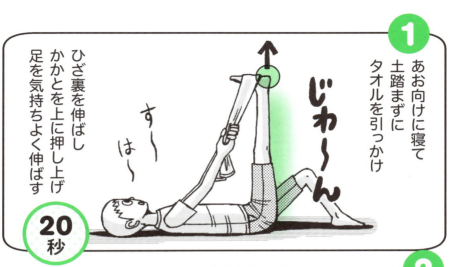

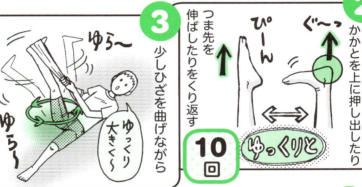

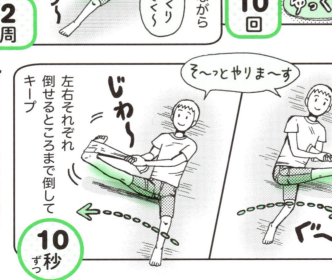

足だけでなく全身のサビ（だるさ）取りに！
細かい骨がいっぱい！
足首
疲労物質がたまりやすいよ！
【ほぐされる部位】
ふくらはぎ
太もも裏
お尻
股関節
ぐん
ぐん
冷え・むくみに
腰痛予防にも
下にたまった古い血液・リンパを
老廃物
ドレッシング
重力
循環させてデトックス！

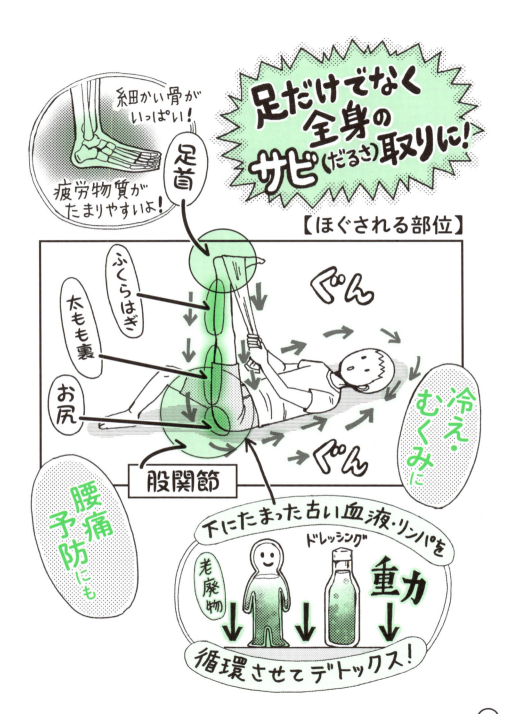

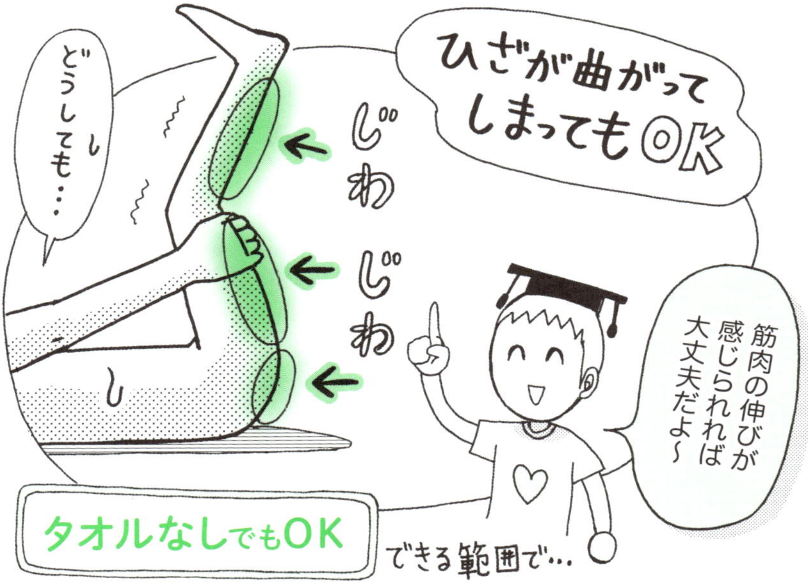
ひざが曲がってしまってもOK
じわじわ
どうしても…
筋肉の伸びが感じられれば大丈夫だよ〜
タオルなしでもOK
できる範囲で…

崎田レポ

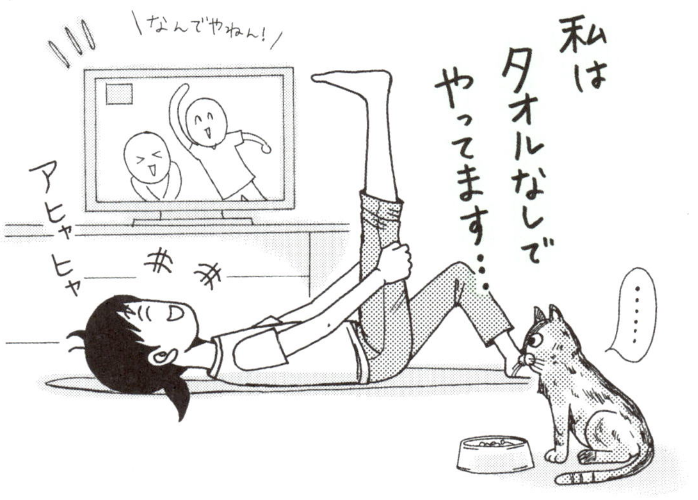
私はタオルなしでやってます…
なんでやねん!
アヒャヒャ
……

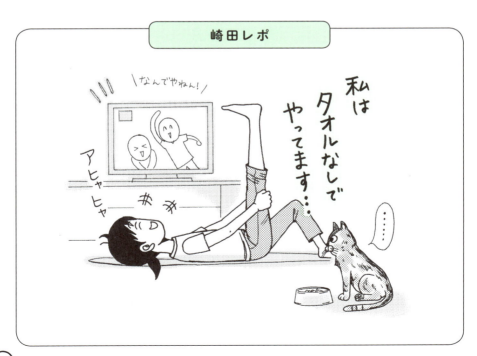

呼吸について

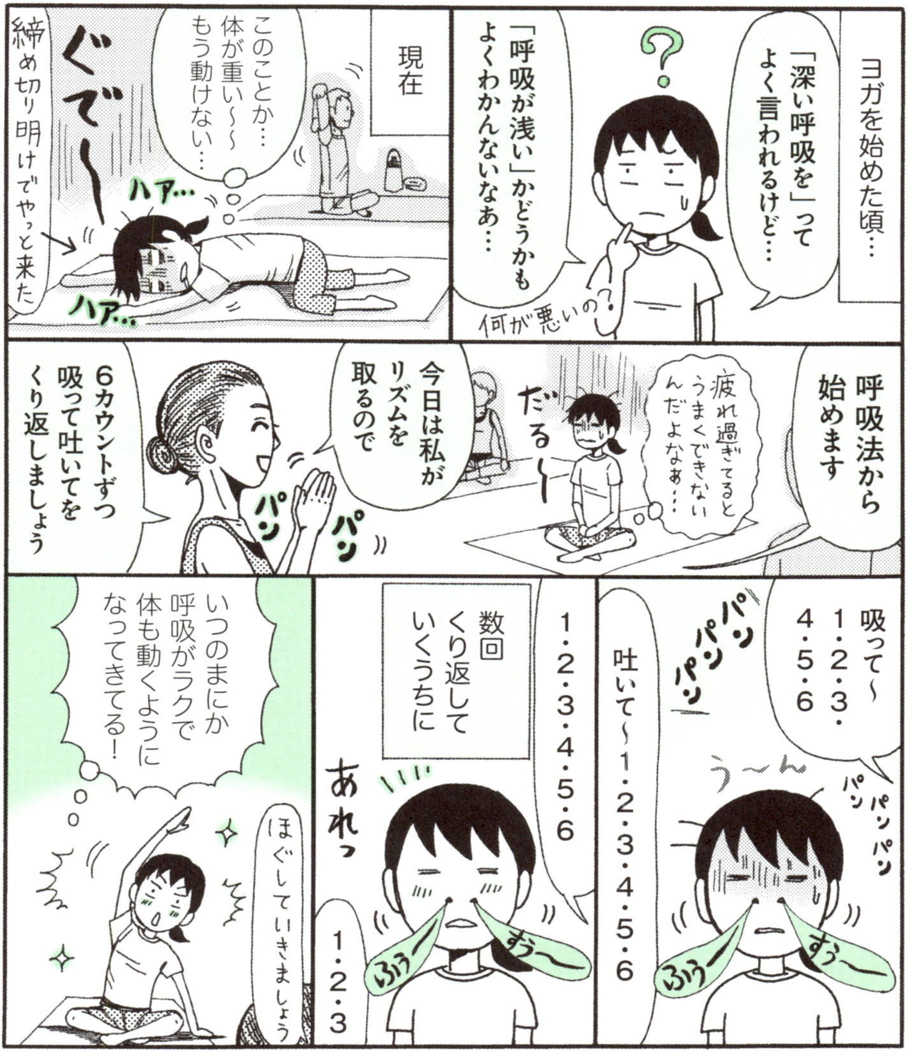
ヨガを始めた頃…
「深い呼吸を」ってよく言われるけど…
?
何が悪いの?
「呼吸が浅い」かどうかもよくわかんないなあ…
現在
このことか…体が重い〜〜もう動けない…
ぐでー
ハア…
ハア…
締め切り明けでやっと来た
呼吸法から始めます
疲れ過ぎてるとうまくできないんだよなあ…
だるー
今日は私がリズムを取るので
パン
パン
6カウントずつ吸って吐いてをくり返しましょう
吸って〜1・2・3・4・5・6
パン パン パン
吐いて〜1・2・3・4・5・6
う〜ん
パン パン パン パン
ふう〜
すう〜
数回くり返していくうちに
1・2・3・4・5・6
あれっ
ふう〜
すう〜
1・2・3
ほぐしていきましょう
いつのまにか呼吸がラクで体も動くようになってきてる!

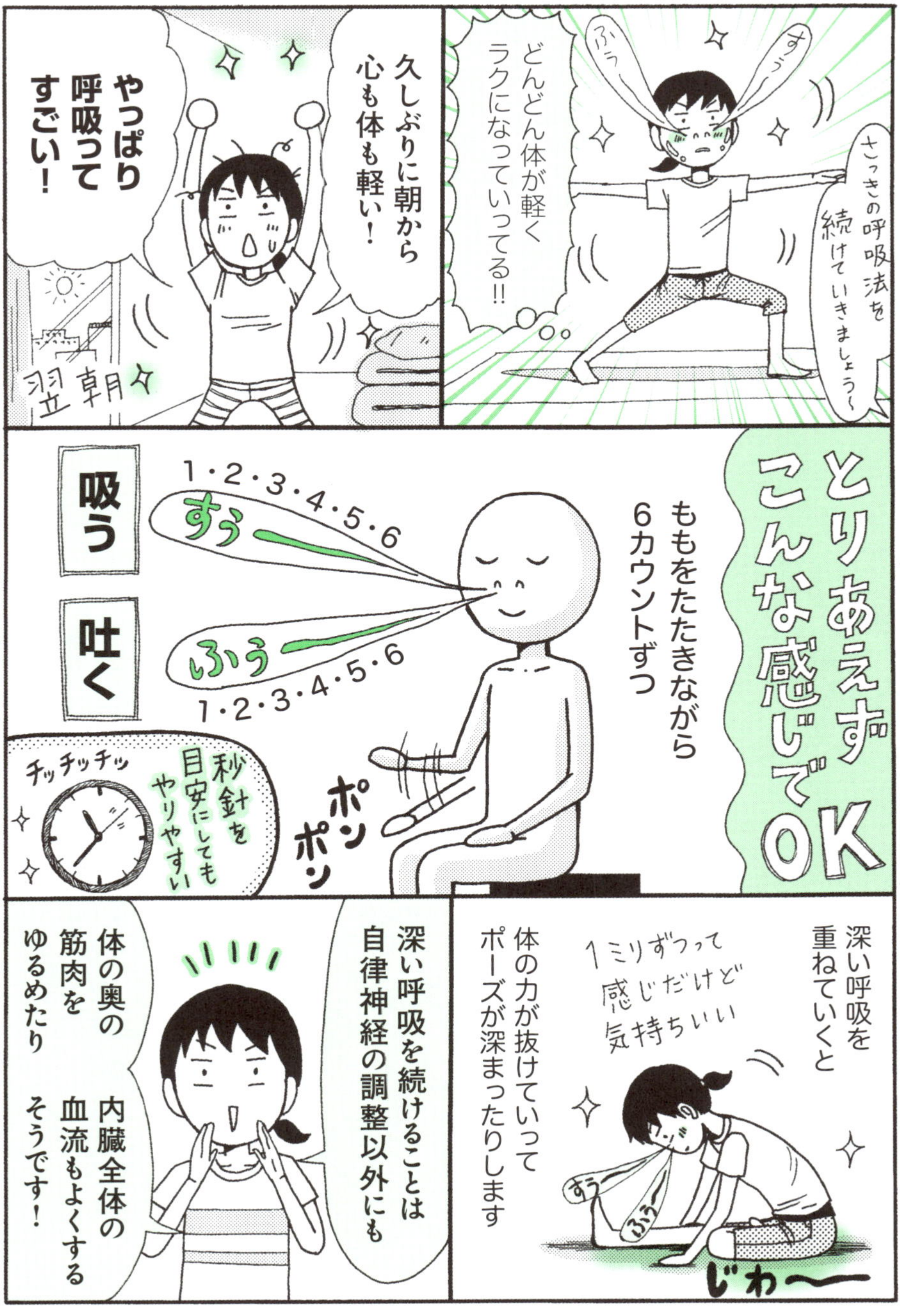
さっきの呼吸法を続けていきましょう～
すぅ～
ふぅ～
どんどん体が軽くラクになっていってる!!
翌朝
久しぶりに朝から心も体も軽い！
やっぱり呼吸ってすごい！
とりあえずこんな感じでOK
ももをたたきながら6カウントずつ
1・2・3・4・5・6
すぅ～
吸う
ふぅう
1・2・3・4・5・6
吐く
ポンポン
チッチッチッ
秒針を目安にしてもやりやすい
深い呼吸を重ねていくと
体の力が抜けていってポーズが深まったりします
1ミリずつって感じだけど気持ちいい
すぅ～
ふぅ～
じわ～
深い呼吸を続けることは自律神経の調整以外にも
体の奥の筋肉をゆるめたり
内臓全体の血流もよくするそうです！

●（吸う）1：（吐く）2にしてもOK。お好みで。（1巻参照）

4カウントでも8カウントでもOK。※鼻から吸うのが苦しい人は口呼吸でもOKです！

鎖骨ほぐし

カンタンにリフレッシュ
できる方法をご紹介します

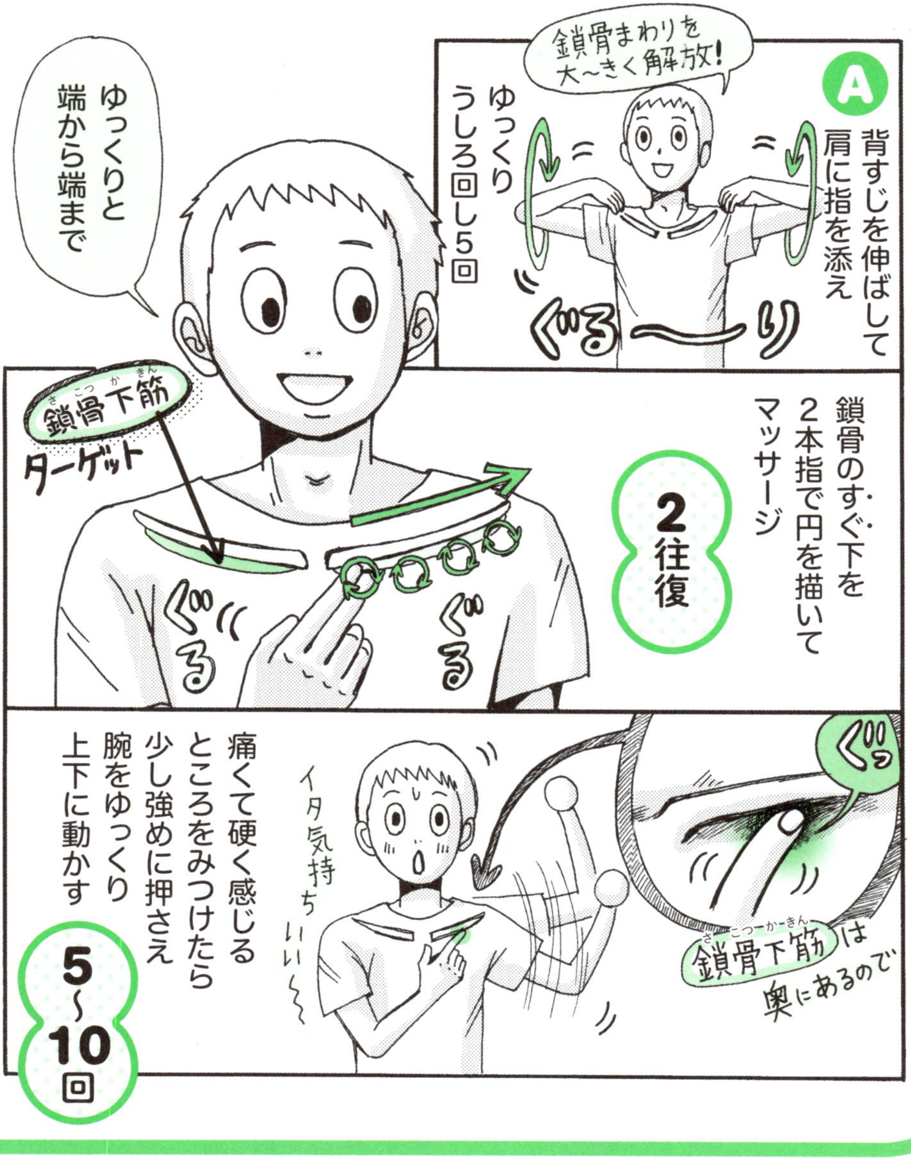
鎖骨まわりを大〜きく解放!
A
背すじを伸ばして肩に指を添え
ゆっくりうしろ回し5回
ぐる〜〜り
ゆっくりと端から端まで
鎖骨のすぐ下を2本指で円を描いてマッサージ
2往復
鎖骨下筋《さこつかきん》
ターゲット
ぐるぐる
ぐる
ぐっ
鎖骨下筋《さこつかきん》は奥にあるので
イタ気持ちいい〜
痛くて硬く感じるところをみつけたら少し強めに押さえ腕をゆっくり上下に動かす
5〜10回

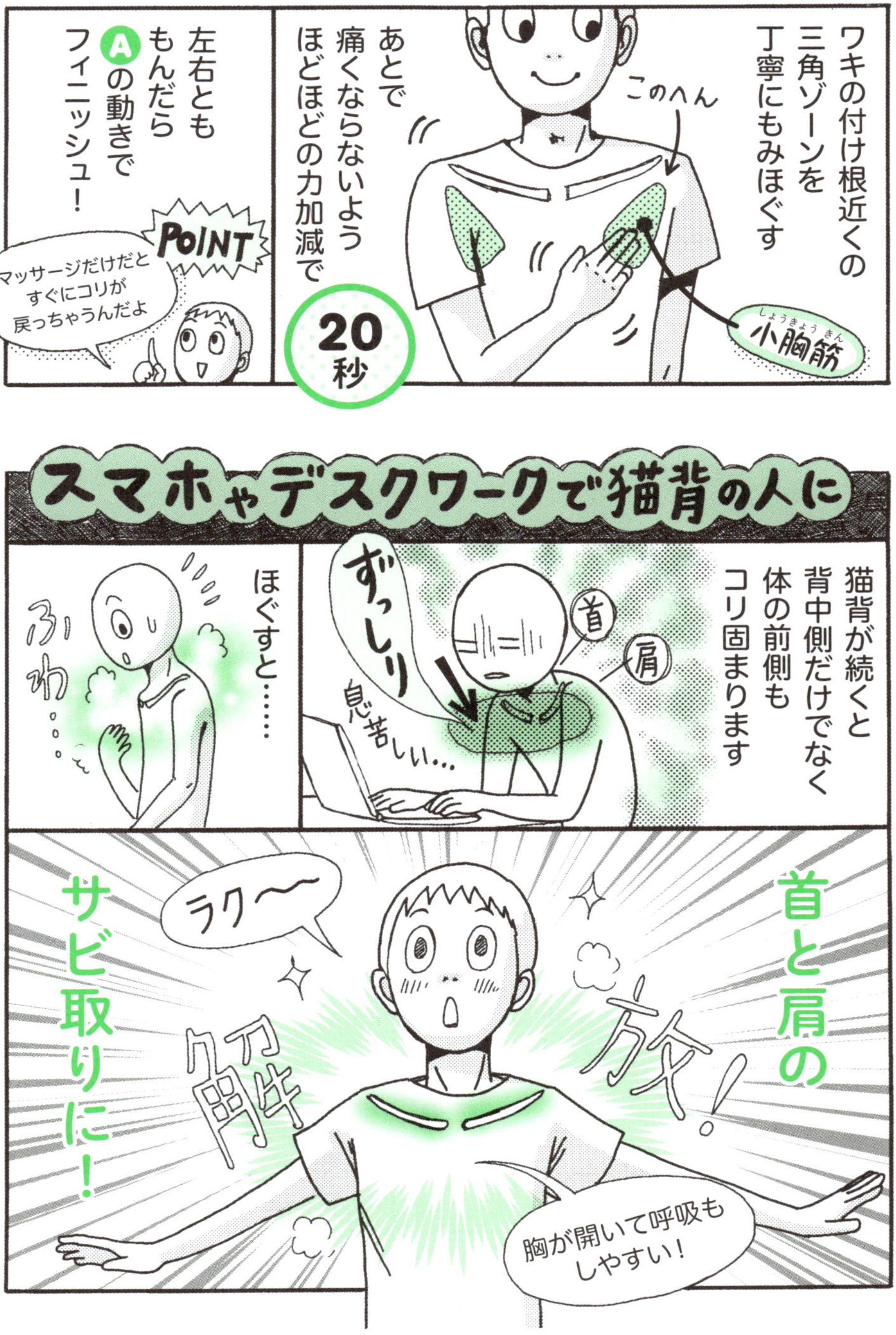
ワキの付け根近くの三角ゾーンを丁寧にもみほぐす
このへん
小胸《しょうきょう》筋《きん》
あとで痛くならないようほどほどの力加減で
20秒
左右とももんだらAの動きでフィニッシュ!
POINT
マッサージだけだとすぐにコリが戻っちゃうんだよ
スマホやデスクワークで猫背の人に
猫背が続くと背中側だけでなく体の前側もコリ固まります
ずっしり
首
肩
息苦しい…
ほぐすと……
ふわ〜
首と肩の解放!
サビ取りに!
ラク〜〜
胸が開いて呼吸もしやすい!

ヒミツは次のページ

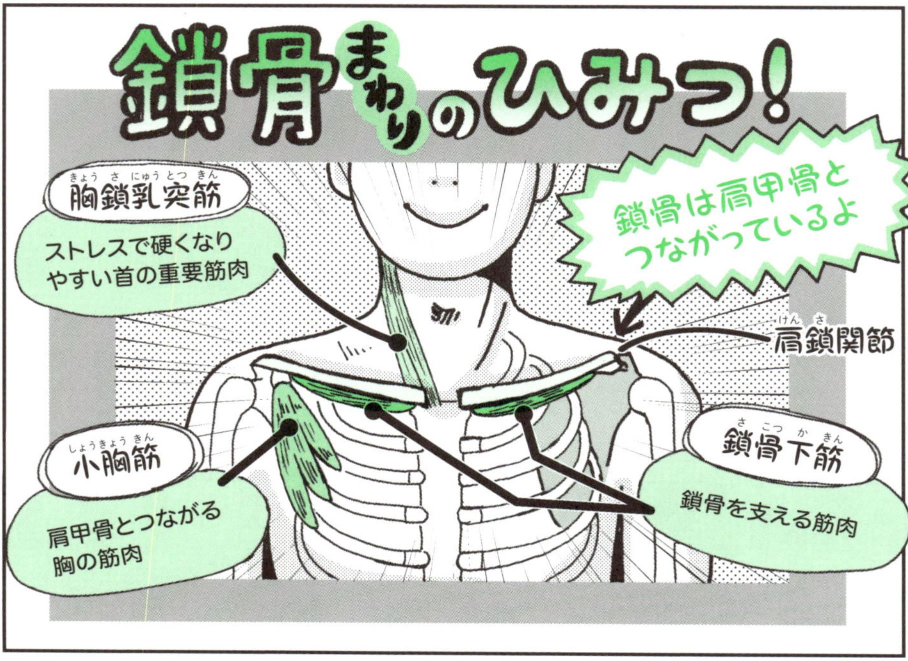
鎖骨まわりのひみつ!
胸《きょう》鎖《さ》乳《にゅう》突《とつ》筋《きん》
ストレスで硬くなりやすい首の重要筋肉
鎖骨は肩甲骨とつながっているよ
肩《けん》鎖《さ》関節
小胸《しょうきょう》筋《きん》
肩甲骨とつながる胸の筋肉
鎖《さ》骨《こつ》下《か》筋《きん》
鎖骨を支える筋肉

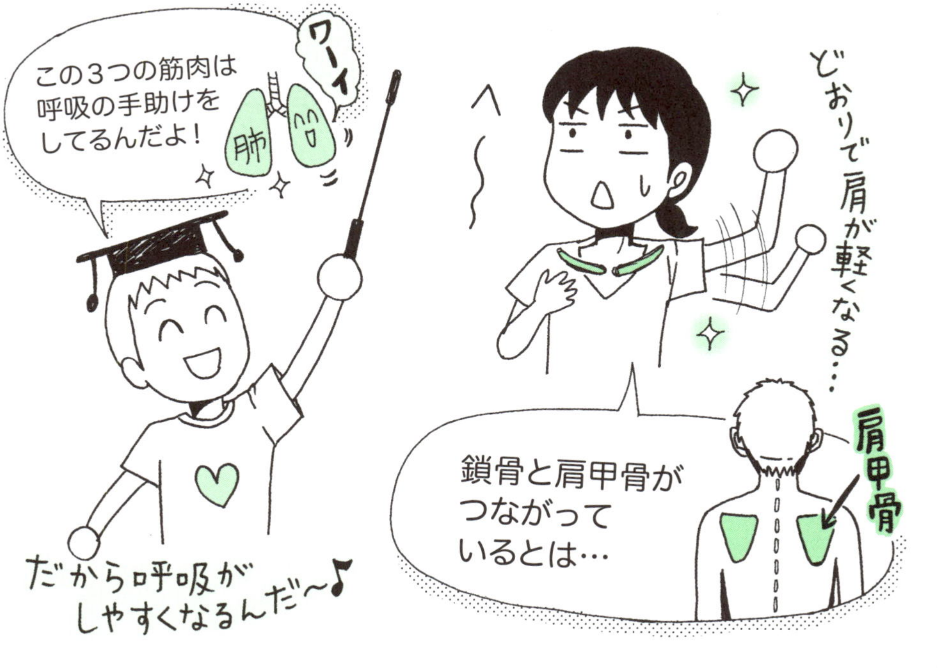
この3つの筋肉は呼吸の手助けをしてるんだよ!
ワーイ
肺
だから呼吸がしやすくなるんだ〜♪
へ〜
どおりで肩が軽くなる…
鎖骨と肩甲骨がつながっているとは…
肩甲骨

ずぼら ふくらはぎほぐし

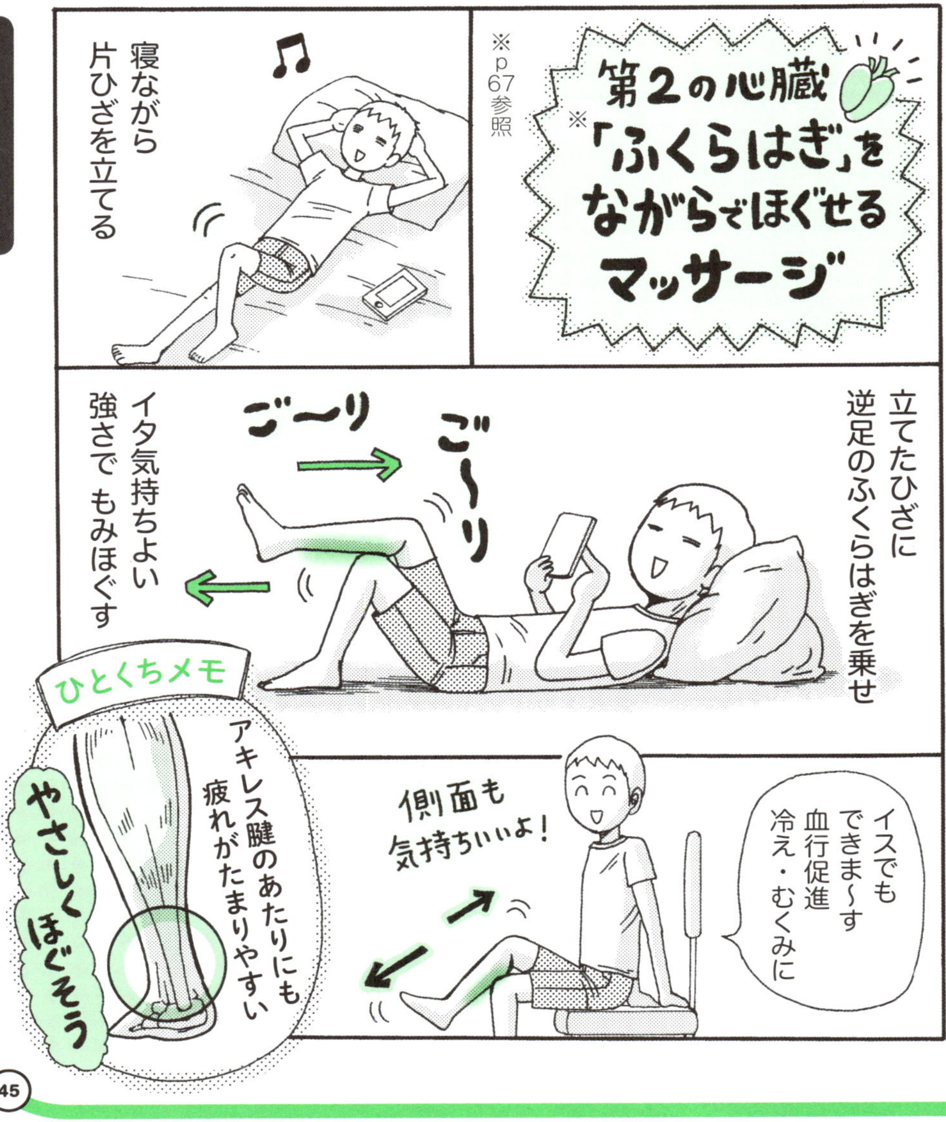
※p67参照
第2の心臓 ※「ふくらはぎ」を ながらでほぐせる マッサージ
寝ながら 片ひざを立てる
立てたひざに 逆足のふくらはぎを乗せ
ご〜り
ご〜り
イタ気持ちよい 強さで もみほぐす
イスでも できま〜す 血行促進 冷え・むくみに
側面も 気持ちぃぃよ！
ひとくちメモ
アキレス腱のあたりにも 疲れがたまりやすい
やさしく ほぐそう

鼻マッサージ

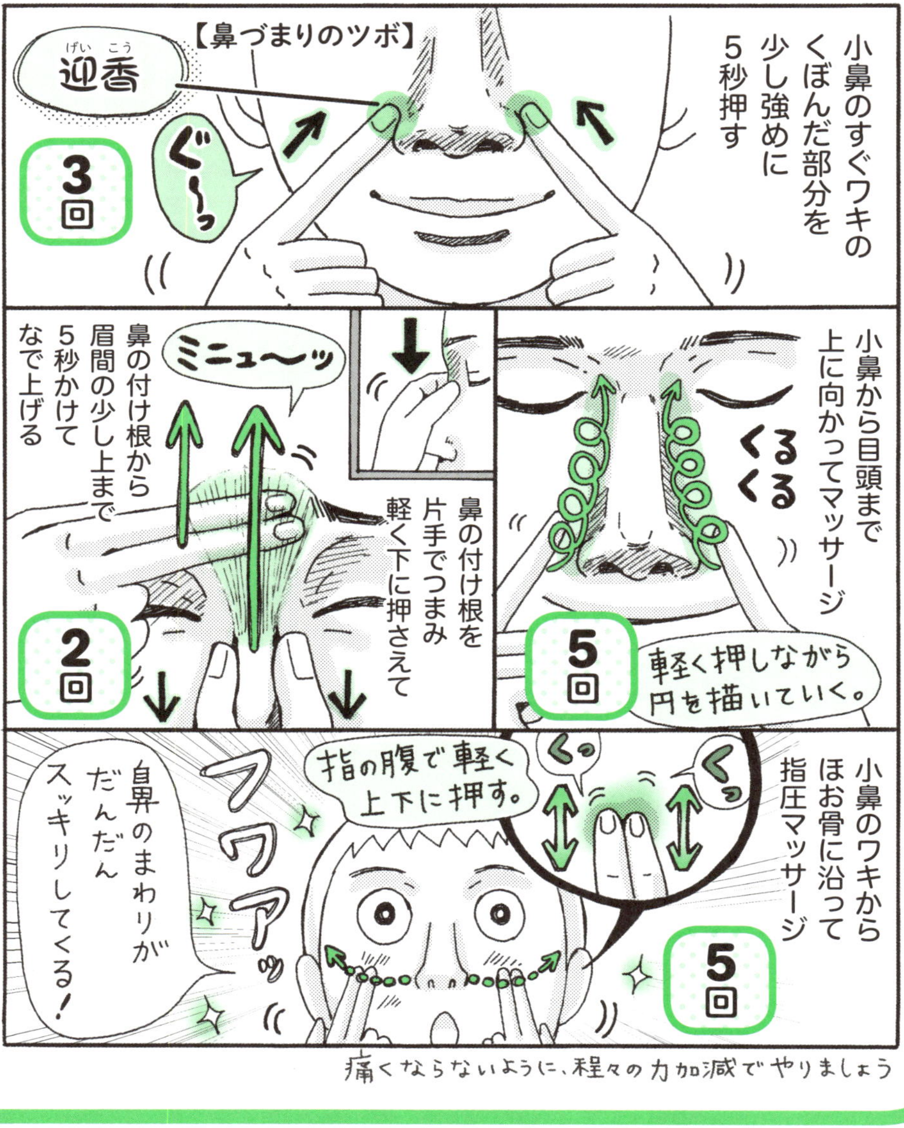
小鼻のすぐワキのくぼんだ部分を少し強めに5秒押す
【鼻づまりのツボ】
迎香《げいこう》
ぐ〜っ
3回
小鼻から目頭まで上に向かってマッサージ
くるくる
軽く押しながら円を描いていく。
5回
鼻の付け根を片手でつまみ軽く下に押さえて
鼻の付け根から眉間の少し上まで5秒かけてなで上げる
ミニュ〜ッ
2回
小鼻のワキからほお骨に沿って指圧マッサージ
くっ
くっ
指の腹で軽く上下に押す。
5回
フワァッ
鼻のまわりがだんだんスッキリしてくる！

痛くならないように、程々の力加減でやりましょう

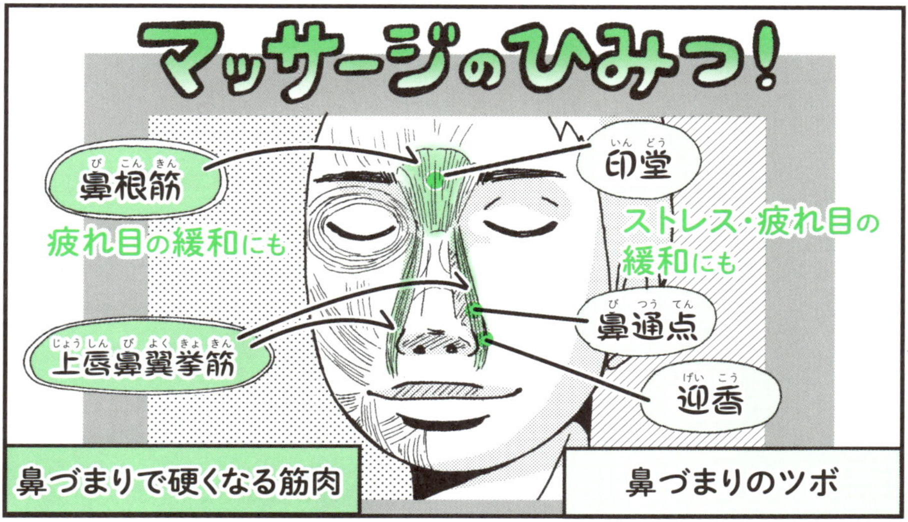

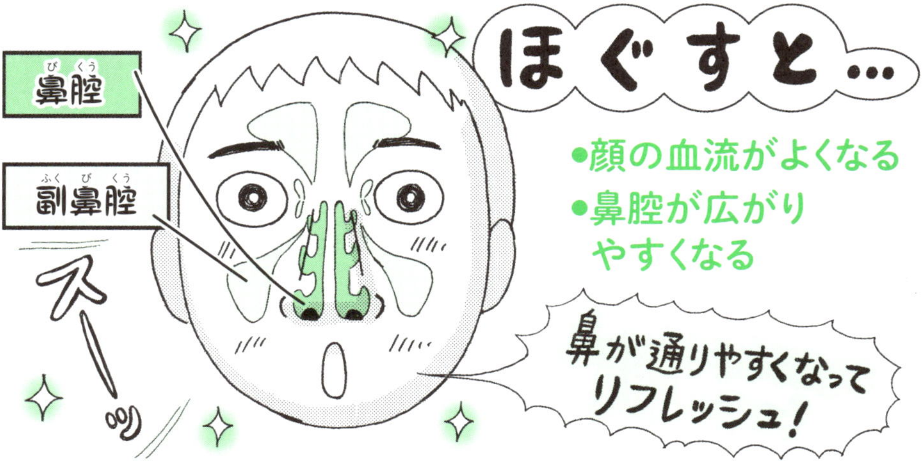
ほぐすと…
鼻腔《びくう》
副鼻腔《ふくびくう》
●顔の血流がよくなる
●鼻腔が広がりやすくなる
スーッ
鼻が通りやすくなってリフレッシュ！

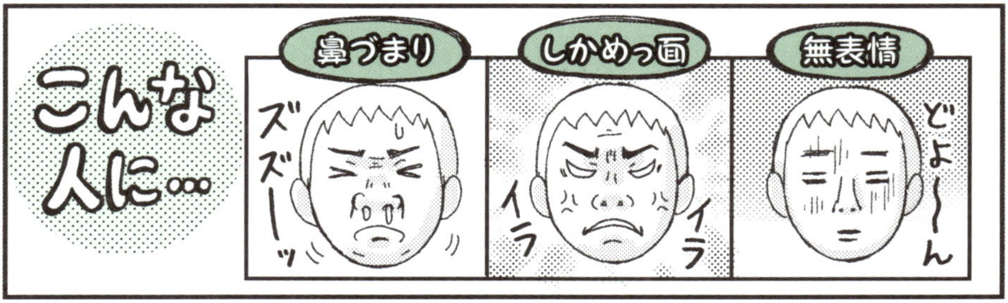
こんな人に…
鼻づまり
ズズーッ
しかめっ面
イラ
イラ
無表情
どよ～ん

※鼻がつまっていなくても もちろんOK！疲れ目の緩和にも！

おまけ

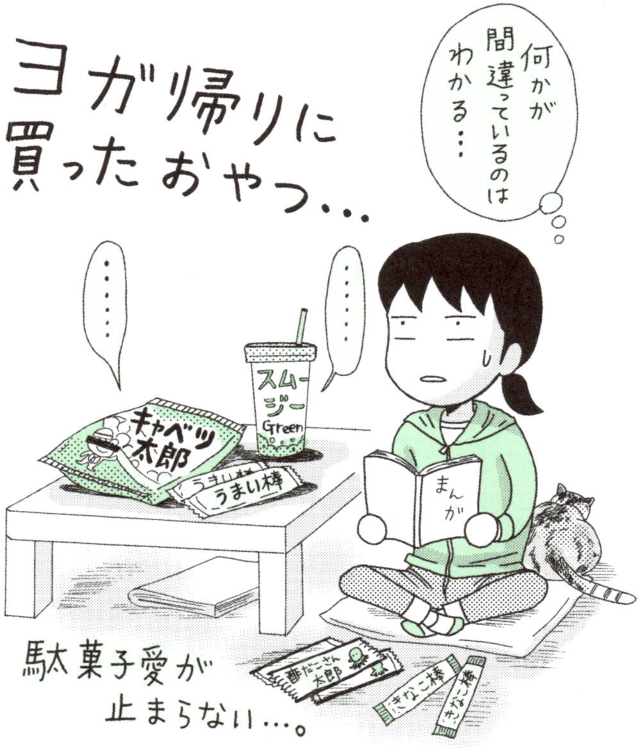
ヨガ帰りに
買ったおやつ…
何かが
間違っているのは
わかる…
……
……
キャベツ
太郎
スムージー
Green
うまい棒
うまい棒
まんが
駄菓子愛が
止まらない…。
酢だこさん
太郎
きなこ棒
きなこ棒

おまけ

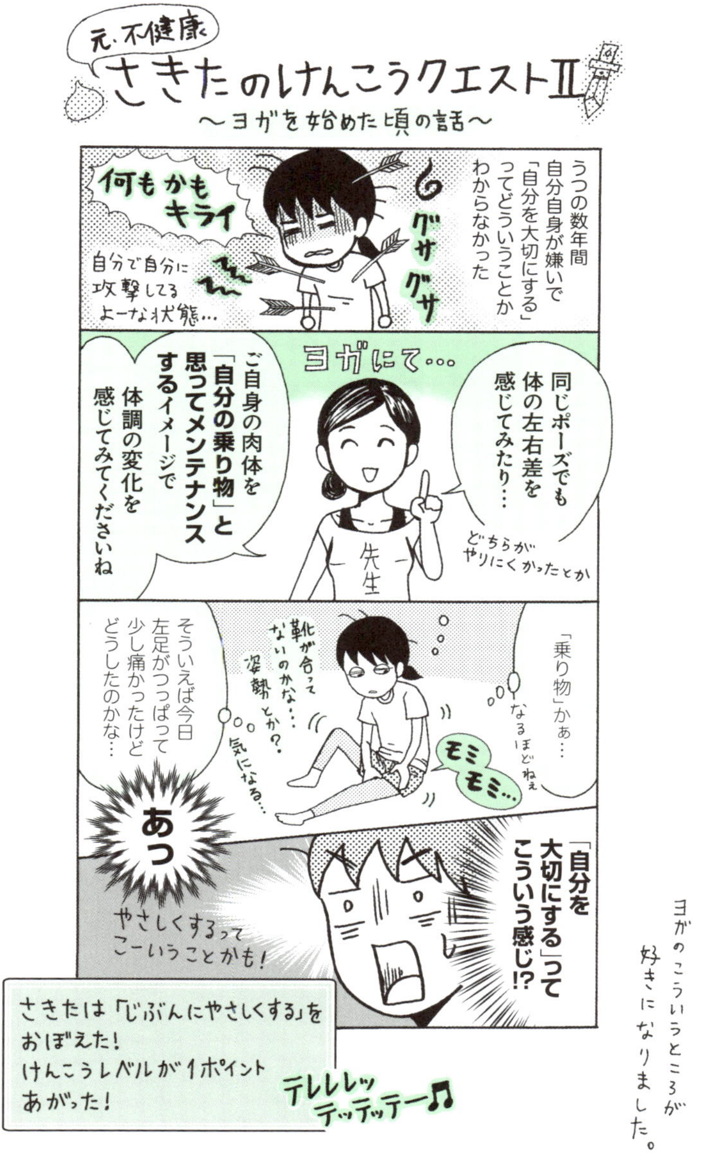
元、不健康
さきたのけんこうクエストII
～ヨガを始めた頃の話～
うつの数年間自分自身が嫌いで「自分を大切にする」ってどういうことかわからなかった
何もかもキライ
グサグサ
自分で自分に攻撃してるよーな状態…
ヨガにて…
同じポーズでも体の左右差を感じてみたり…
どちらがやりにくかったとか
ご自身の肉体を「自分の乗り物」と思ってメンテナンスするイメージで体調の変化を感じてみてくださいね
先生
「乗り物」かぁ…
なるほどねぇ
モミモミ…
靴が合ってないのかな…
姿勢とか？
気になる…
そういえば今日左足がつっぱって少し痛かったけどどうしたのかな…
あっ
「自分を大切にする」ってこういう感じ!?
やさしくするってこーいうことかも！
さきたは「じぶんにやさしくする」をおぼえた！
けんこうレベルが1ポイントあがった！
テレレレッテッテッテー♫
ヨガのこういうところが好きになりました。

おまけ

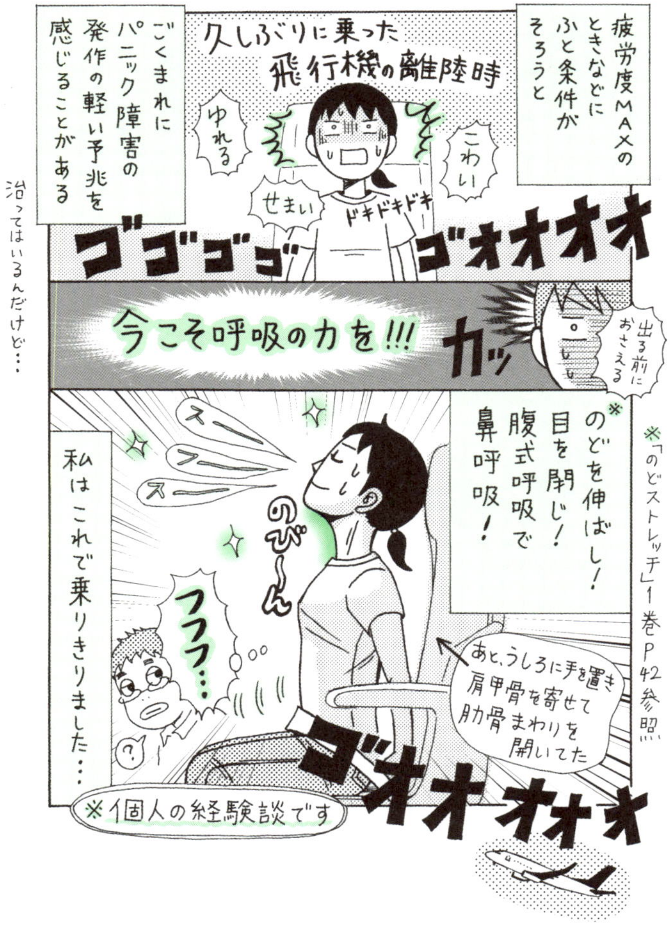

疲労度MAXのときなどにふと条件がそろうと
ごくまれにパニック障害の発作の軽い予兆を感じることがある
久しぶりに乗った飛行機の離陸時
こわい
ゆれる
せまい
ドキドキドキ
ゴゴゴゴ
ゴオオオオ
治ってはいるんだけど…
出る前におさえる
カッ
今こそ呼吸の力を!!!
※のどを伸ばし！目を閉じ！腹式呼吸で鼻呼吸！
※「のどストレッチ」1巻P42参照
スー
フー
スー
のび〜ん
フフフ…
?
あと、うしろに手を置き肩甲骨を寄せて肋骨まわりを開いてた
ゴオオオオオ
私はこれで乗りきりました…
※1個人の経験談です

②章

元気が出る

全身の血流をよくして、
動きやすく!

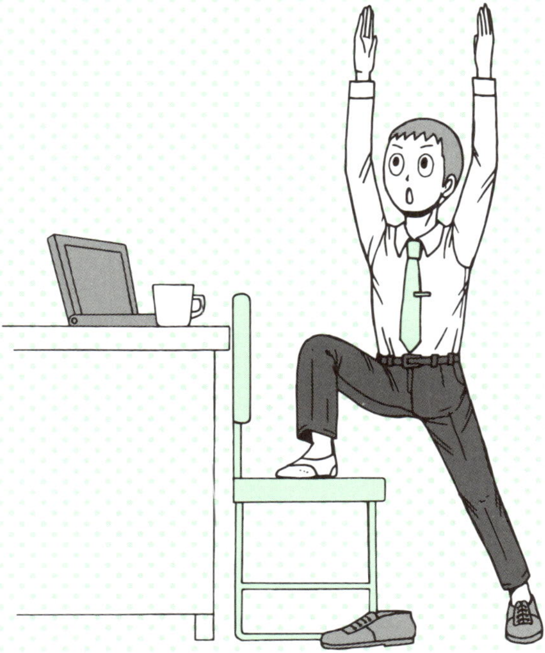

【も〜っとずぼら 壁ストレッチ】

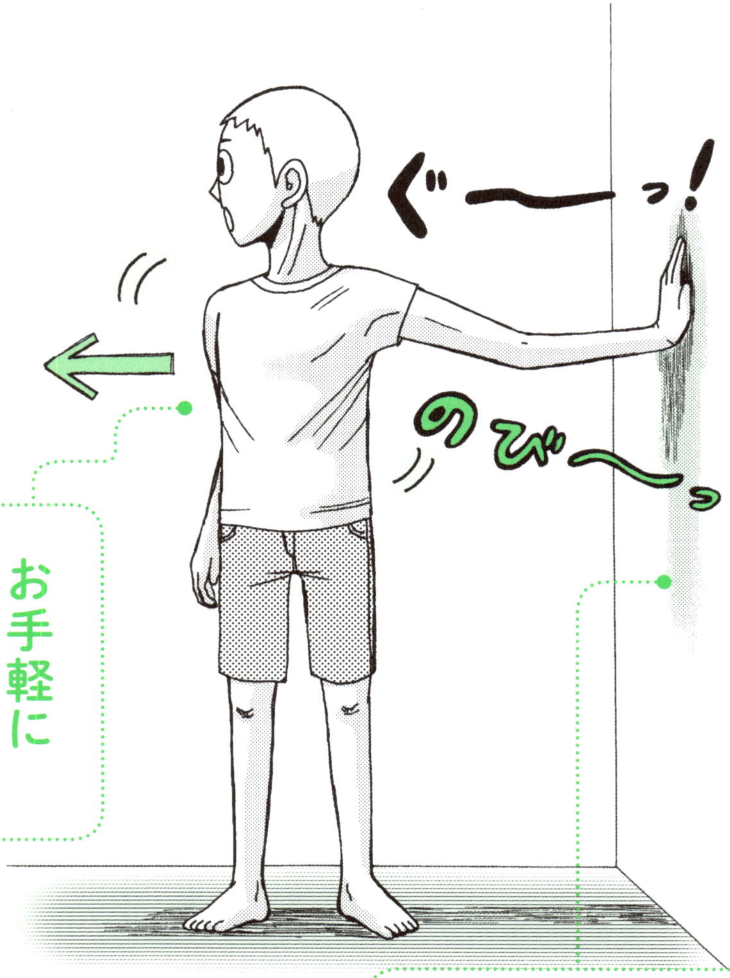

お手軽に
胸・ワキを
ストレッチ

壁さえあれば
どこでもできる!

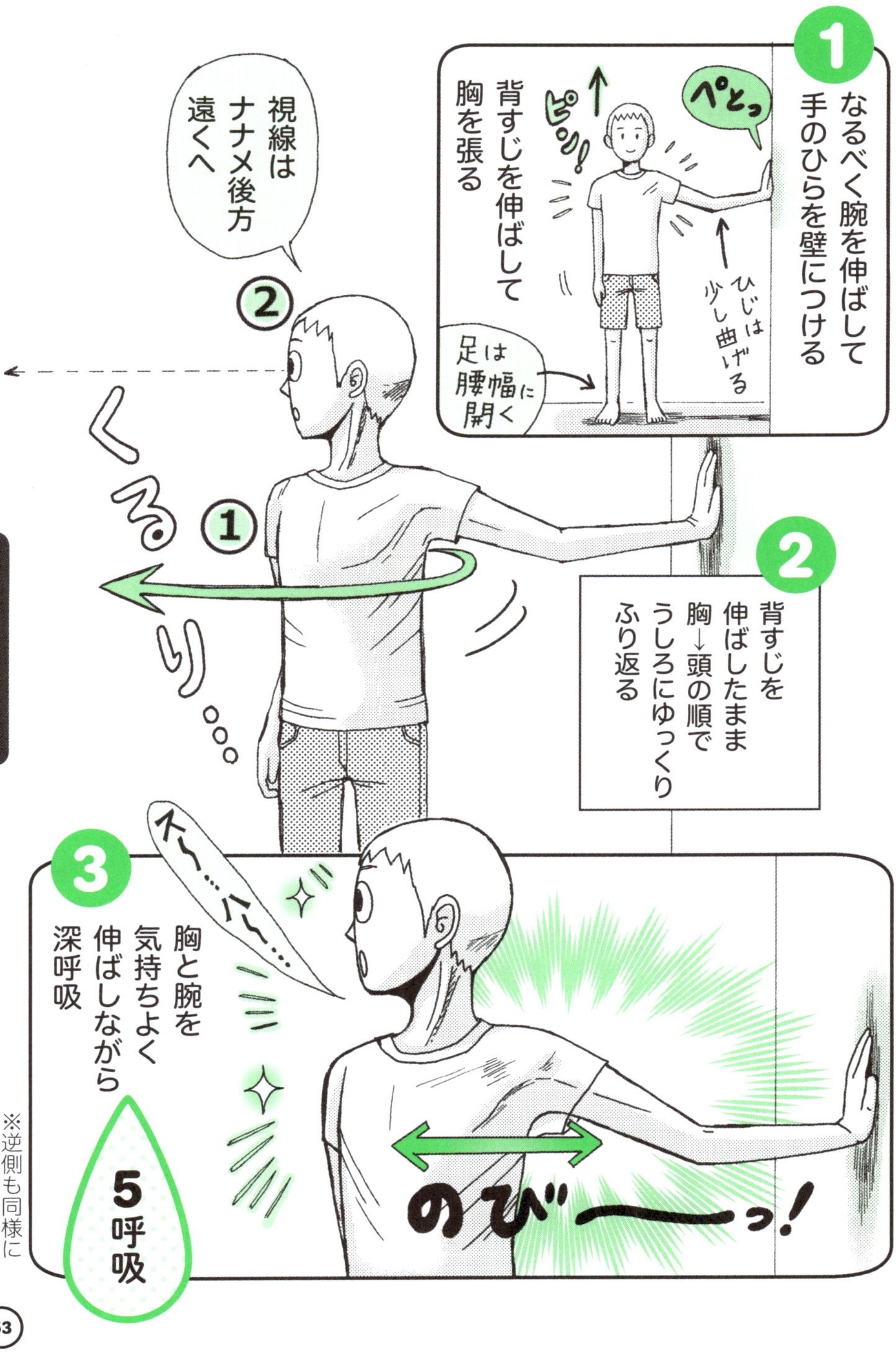
1
なるべく腕を伸ばして手のひらを壁につける
ぺとっ
ピンッ!
背すじを伸ばして胸を張る
ひじは少し曲げる
足は腰幅に開く
2
背すじを伸ばしたまま胸→頭の順でうしろにゆっくりふり返る
視線はナナメ後方遠くへ
②
①
くるり…
3
胸と腕を気持ちよく伸ばしながら深呼吸
ス〜…ハ〜…
5呼吸
のびーーっ!
※逆側も同様に

自分の体重を壁にあずけるだけ！

ラクチンワキひらき！

深呼吸しながら
両腕ともに20秒ずつ

血流アップで体が元気に！

【ひじ曲げバージョン】

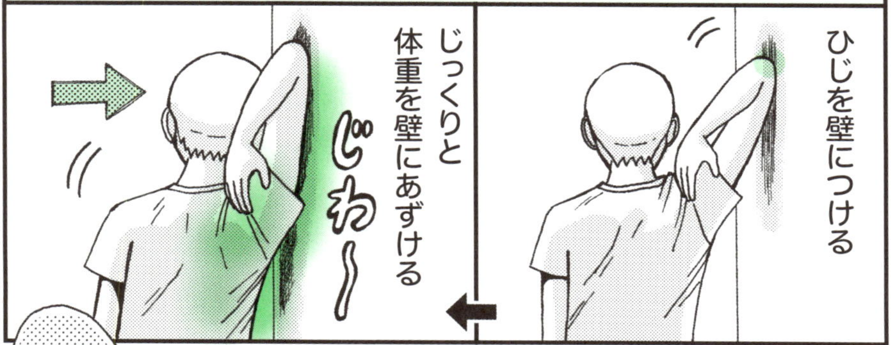

肩コリにも！

ひじを曲げるのがキツイ人は…

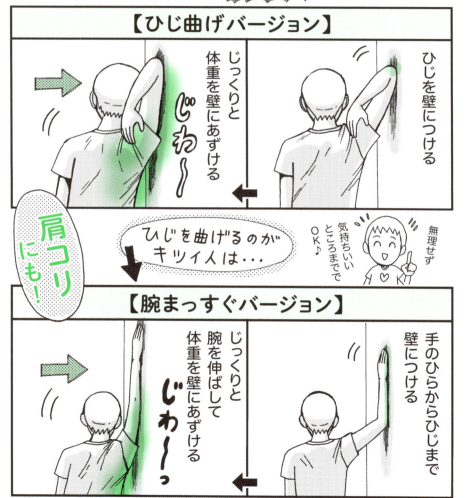

【腕まっすぐバージョン】

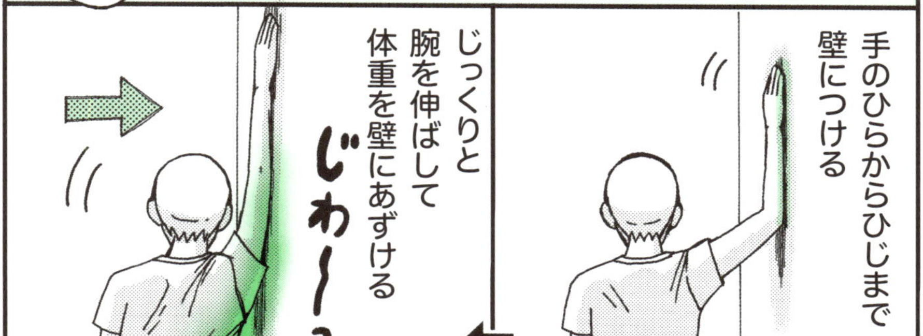

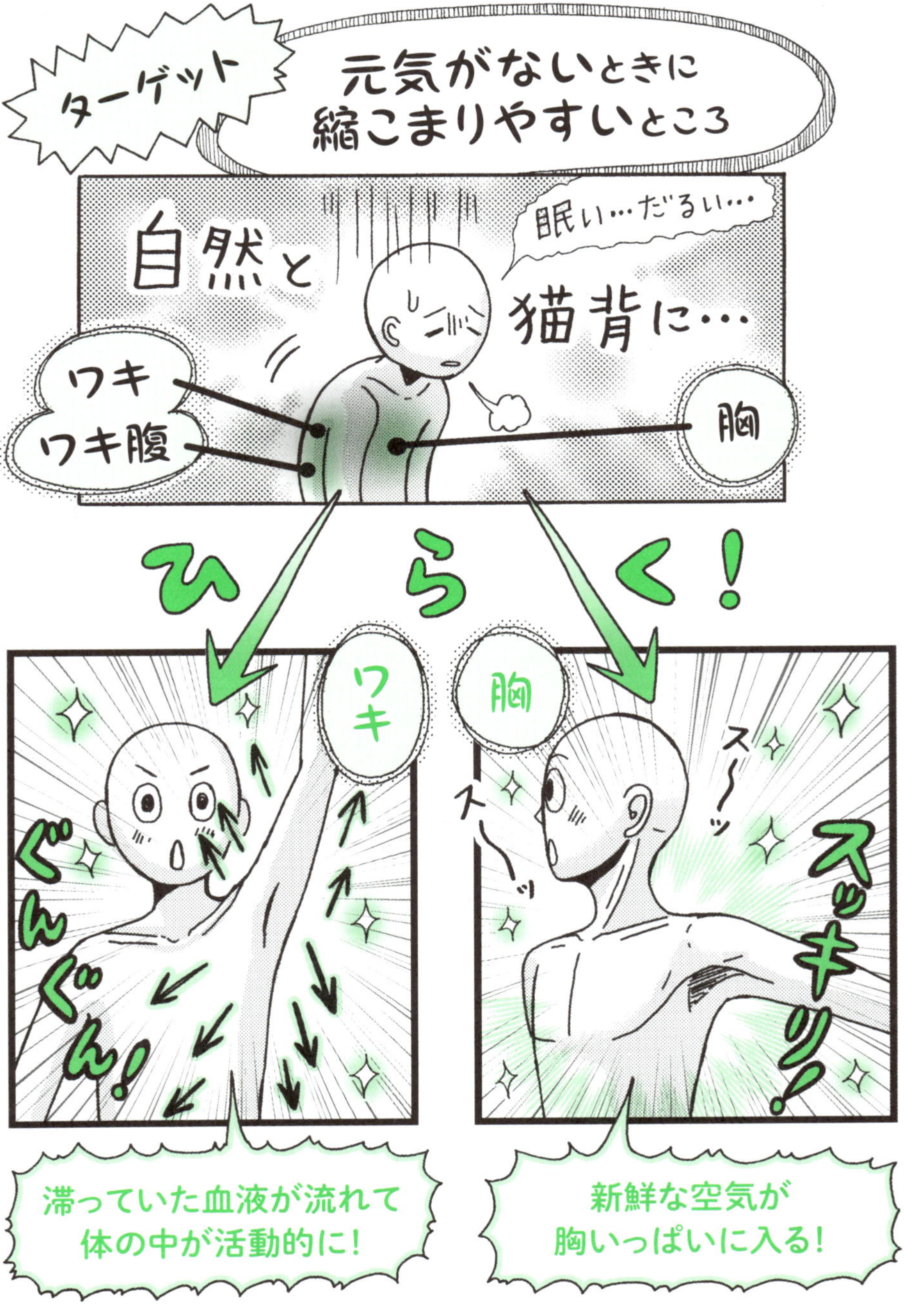
ターゲット
元気がないときに
縮こまりやすいところ
自然と猫背に…
眠い…だるい…
ワキ
ワキ腹
胸
ひらく!
ワキ
ぐんぐん!
胸
ス~ッ
スーッ
スッキリ!
滞っていた血液が流れて
体の中が活動的に!
新鮮な空気が
胸いっぱいに入る!

三角のポーズ

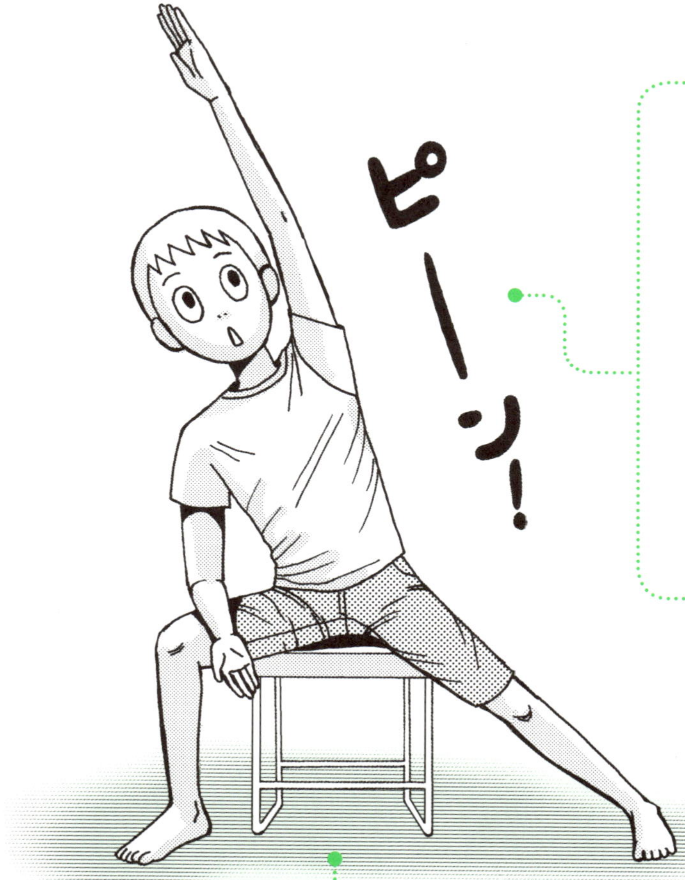

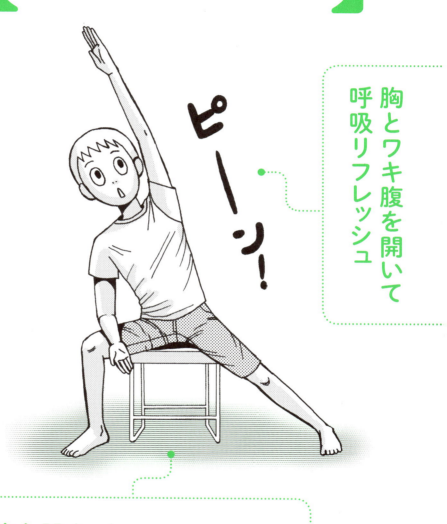

胸とワキ腹を開いて
呼吸リフレッシュ

股関節を開くことで
リンパ・血液のめぐりがよくなる

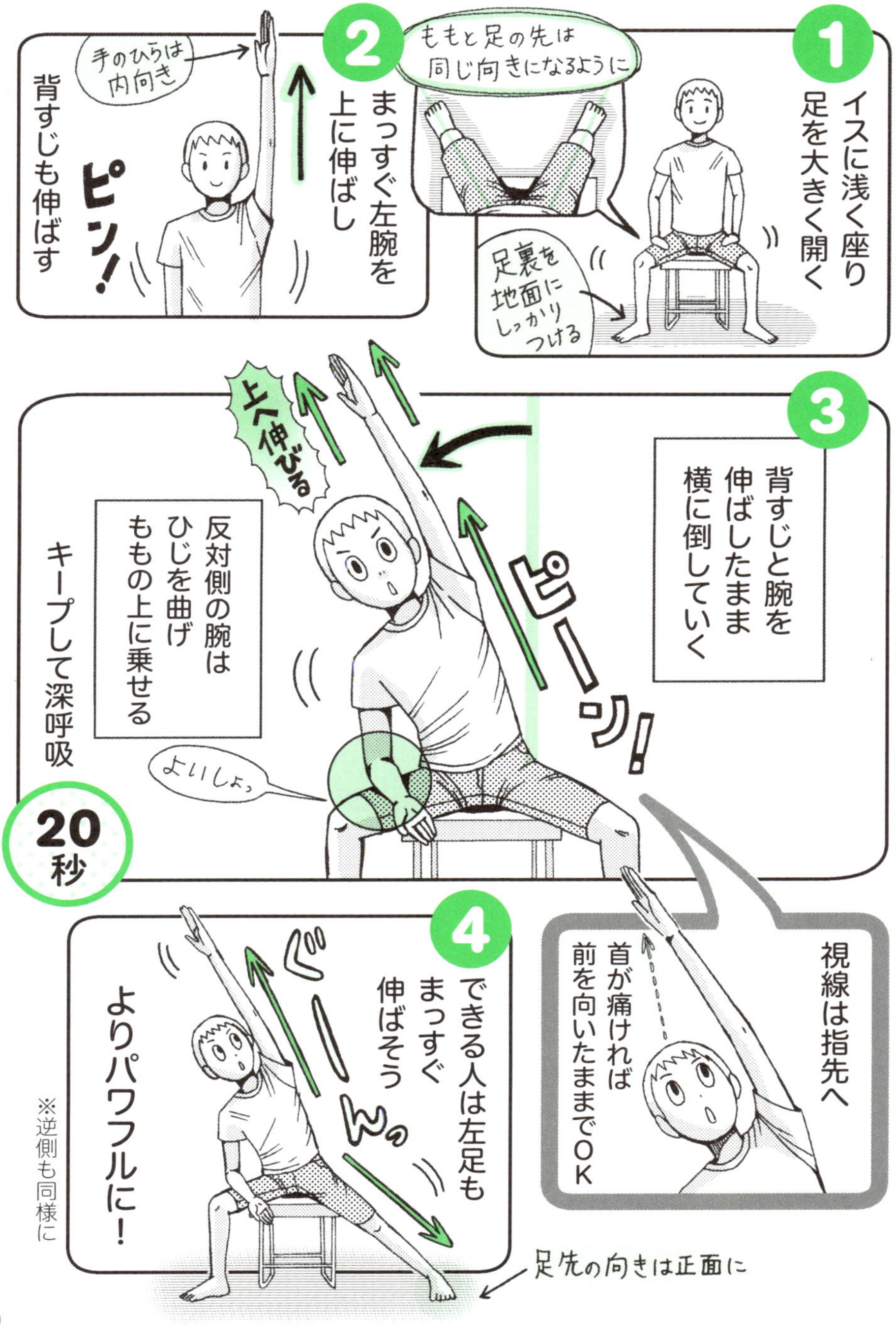
1
イスに浅く座り足を大きく開く
ももと足の先は同じ向きになるように
足裏を地面にしっかりつける
2
まっすぐ左腕を上に伸ばし
背すじも伸ばす
手のひらは内向き
ピン!
3
背すじと腕を伸ばしたまま横に倒していく
ピーッ!
上へ伸びる
反対側の腕はひじを曲げももの上に乗せる
キープして深呼吸
よいしょっ
20秒
視線は指先へ
首が痛ければ前を向いたままでOK
4
できる人は左足もまっすぐ伸ばそう
ぐーんっ
よりパワフルに!
足先の向きは正面に
※逆側も同様に

よりパワフルに気持ちよく伸びるコツ

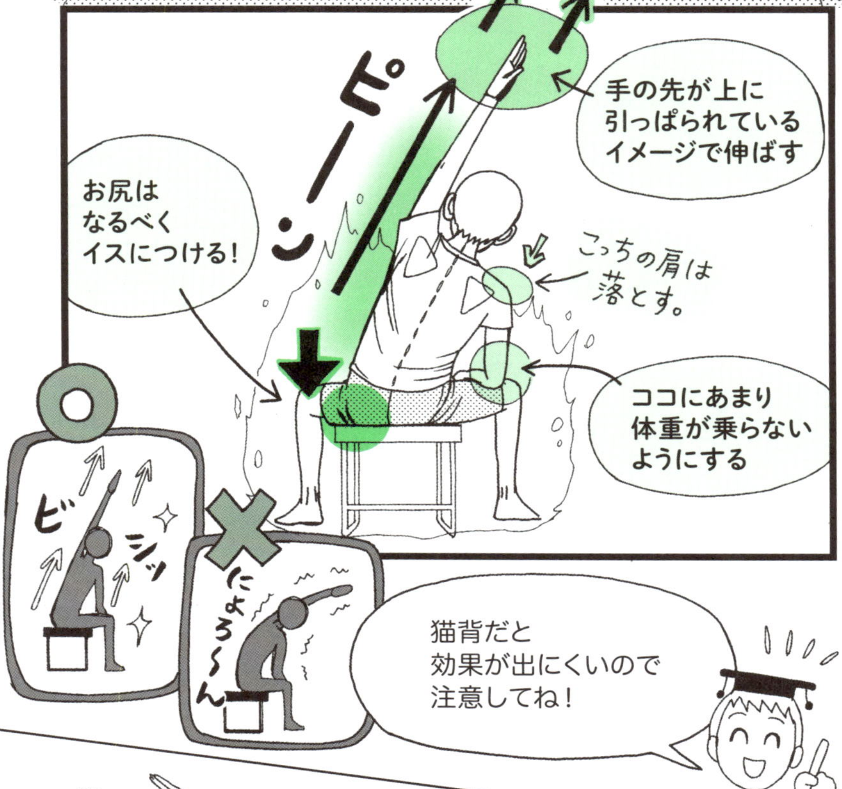
ピーン
手の先が上に
引っぱられている
イメージで伸ばす
お尻は
なるべく
イスにつける！
こっちの肩は
落とす。
ココにあまり
体重が乗らない
ようにする
ビシッ
にょろ〜ん
猫背だと
効果が出にくいので
注意してね！

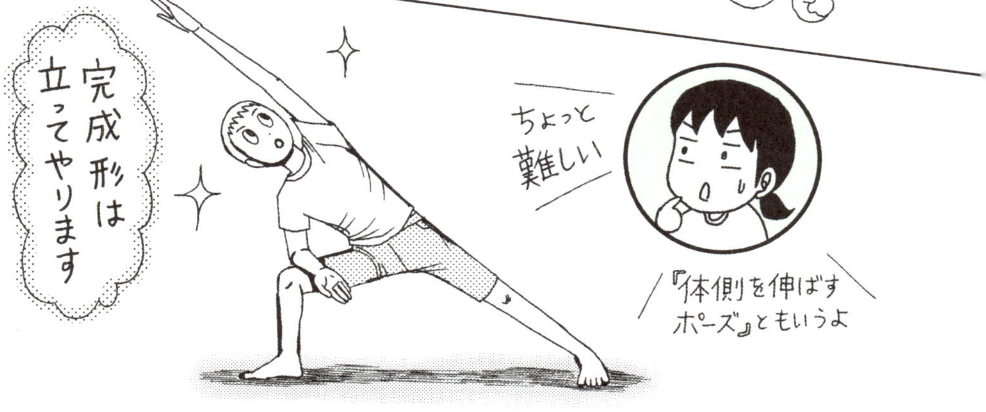
完成形は
立ってやります
ちょっと
難しい
『体側を伸ばす
ポーズ』ともいうよ

元気が出るしくみ!

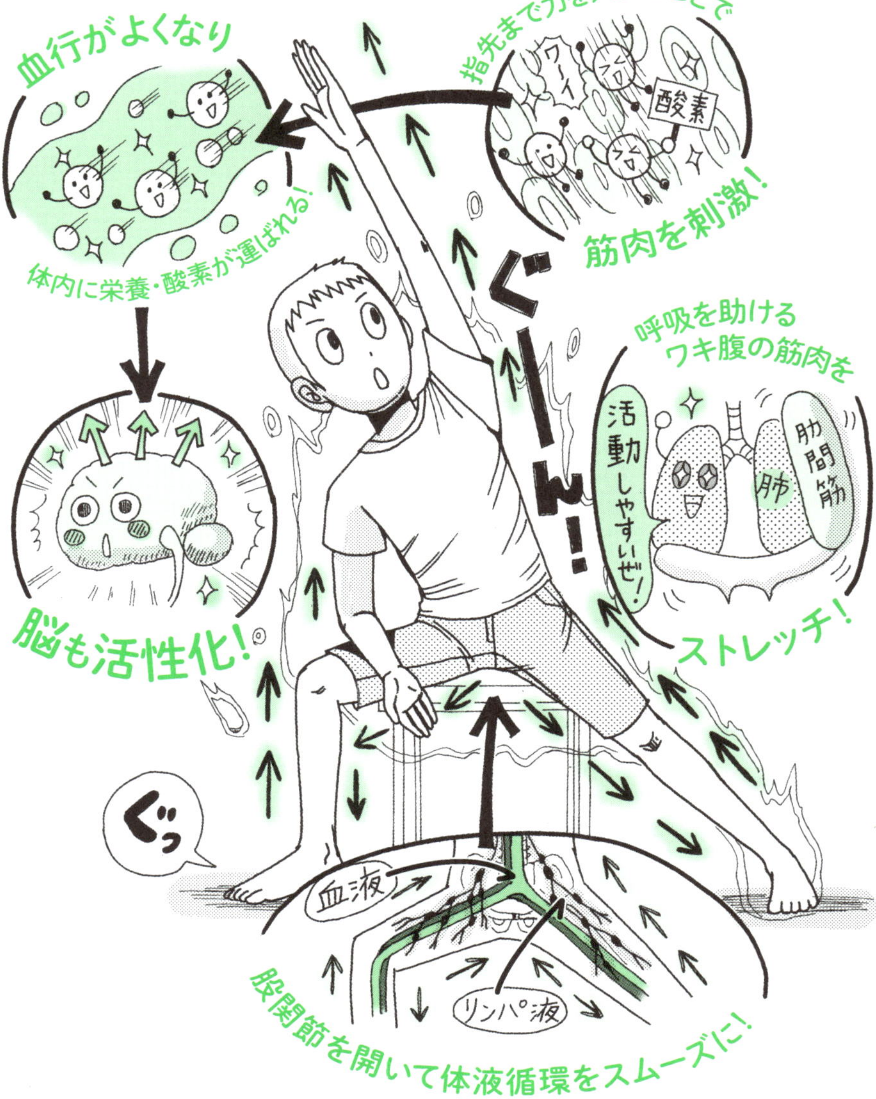
血行がよくなり
体内に栄養・酸素が運ばれる!
脳も活性化!
指先まで力を入れることで
ワーイ
酸素
筋肉を刺激!
ぐーーん!!
呼吸を助ける
ワキ腹の筋肉を
ストレッチ!
活動しやすいぜ!
肋間筋
肺
ぐっ
血液
リンパ液
股関節を開いて体液循環をスムーズに!

【戦士のポーズ】

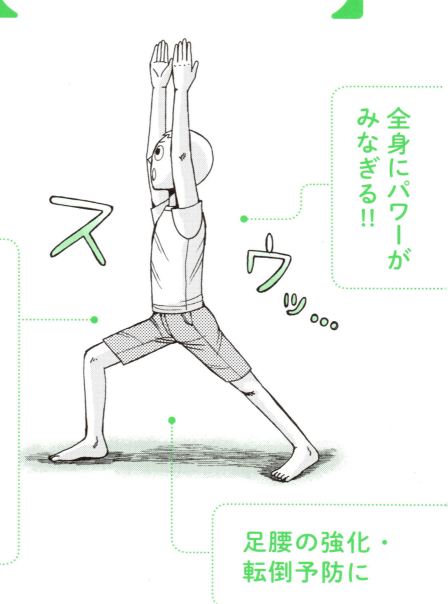

全身にパワーがみなぎる!!

股関節を開いて老廃物をデトックス（むくみ対策に）

足腰の強化・転倒予防に

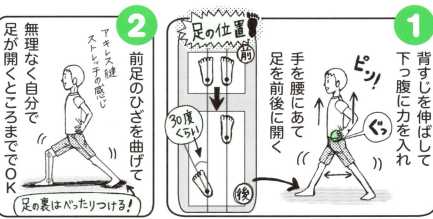

1

背すじを伸ばして下っ腹に力を入れ

手を腰にあて足を前後に開く

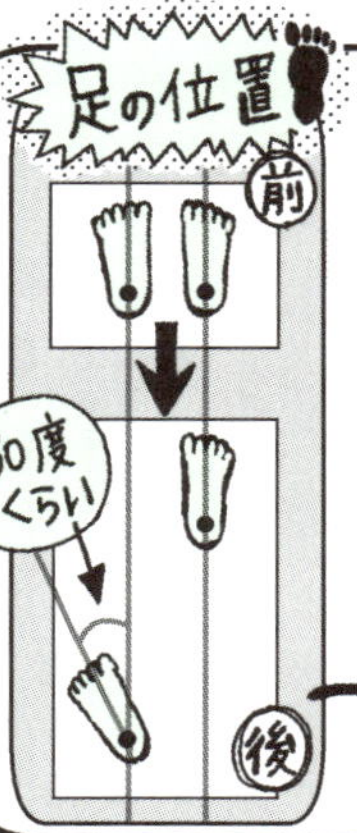

2

前足のひざを曲げて

無理なく自分で足が開くところまででOK

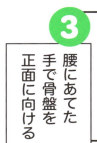

カカトより前にひざを出さない

3

腰にあてた手で骨盤を正面に向ける

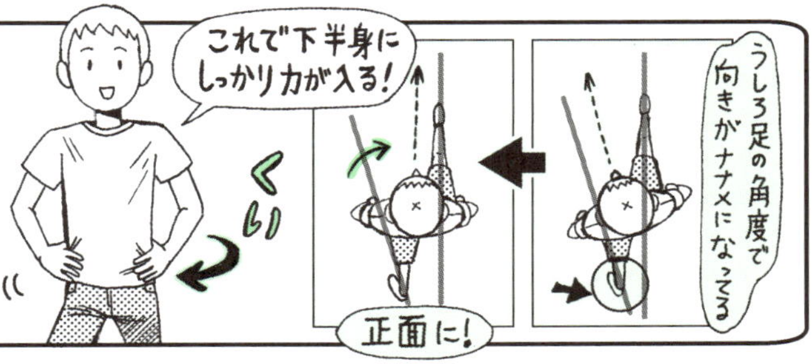

4

背すじを伸ばしてお腹に力を入れながら両手を指先までまっすぐ上に伸ばす

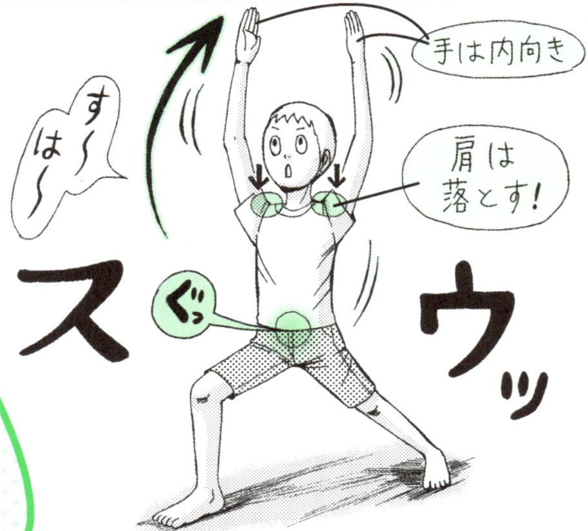

深呼吸しながらキープ

5呼吸

逆の足も同様に!

※できる人は目線をナナメ上に（首が心配な人は正面のままで）

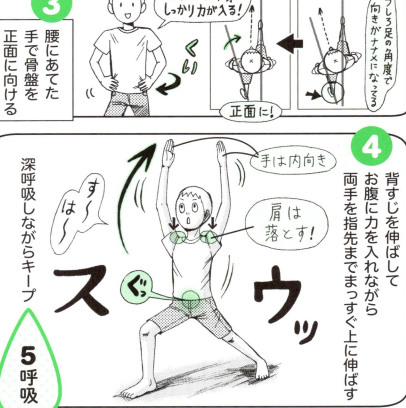

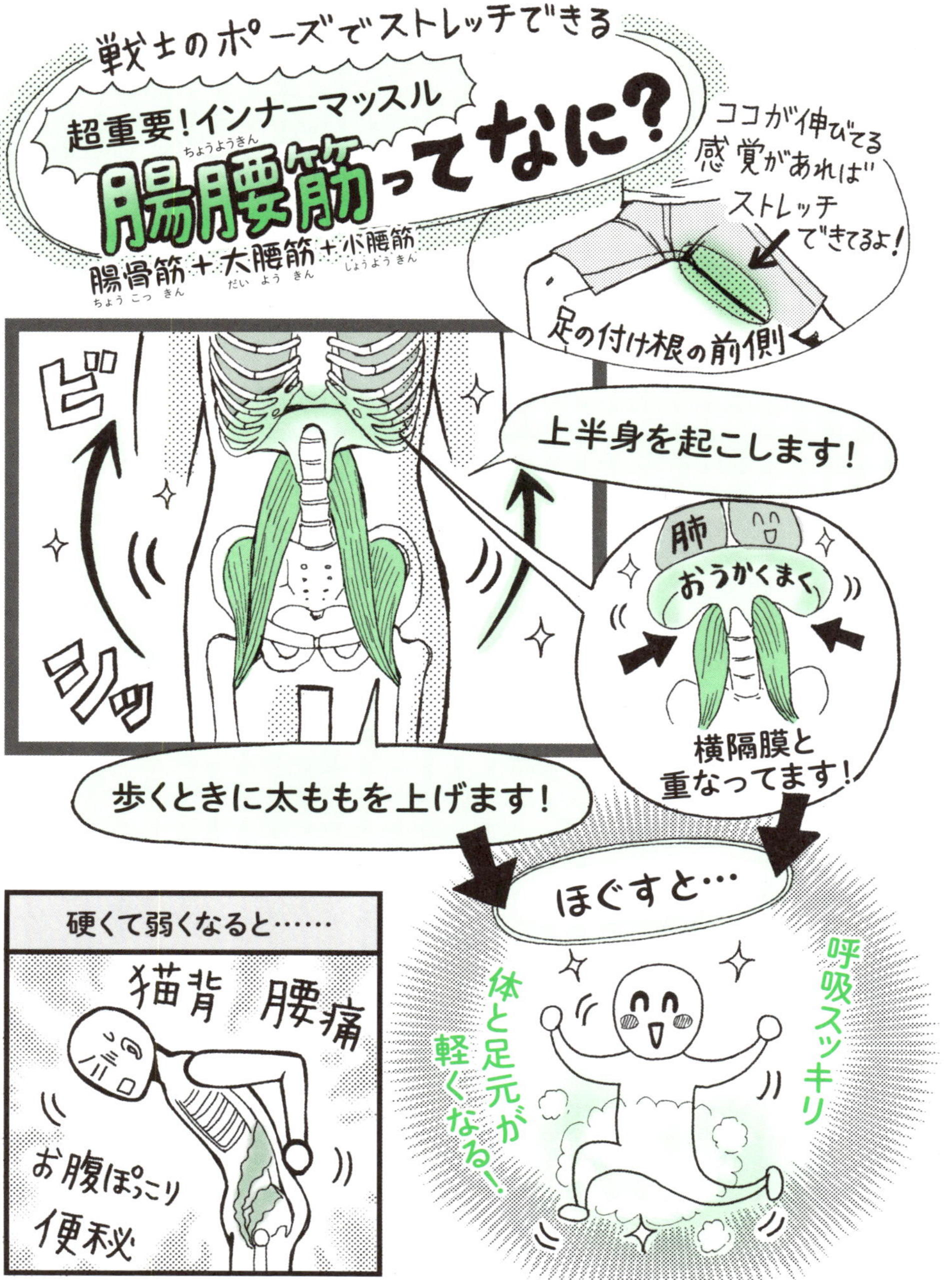

戦士のポーズでストレッチできる
超重要！インナーマッスル
腸腰筋《ちょうようきん》ってなに？
腸骨筋《ちょうこつきん》＋大腰筋《だいようきん》＋小腰筋《じょうようきん》
ココが伸びてる感覚があればストレッチできてるよ！
足の付け根の前側
ビ
上半身を起こします！
肺
おうかくまく
横隔膜と重なってます！
歩くときに太ももを上げます！
ほぐすと…
硬くて弱くなると……
猫背
腰痛
お腹ぽっこり
便秘
呼吸スッキリ
体と足元が軽くなる！

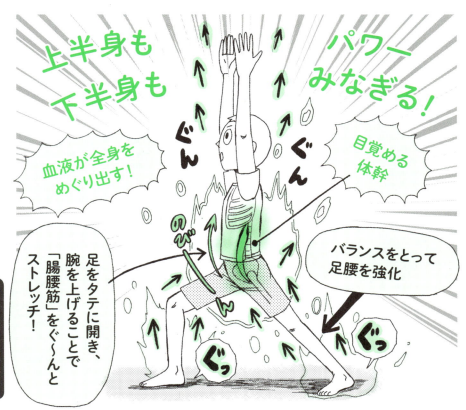

上半身も
下半身も
パワー
みなぎる!
ぐん
ぐん
血液が全身を
めぐり出す!
目覚める
体幹
のび〜ん
足をタテに開き、
腕を上げることで
「腸腰筋」をぐ〜んと
ストレッチ!
バランスをとって
足腰を強化
ぐっ
ぐっ

崎田レポ

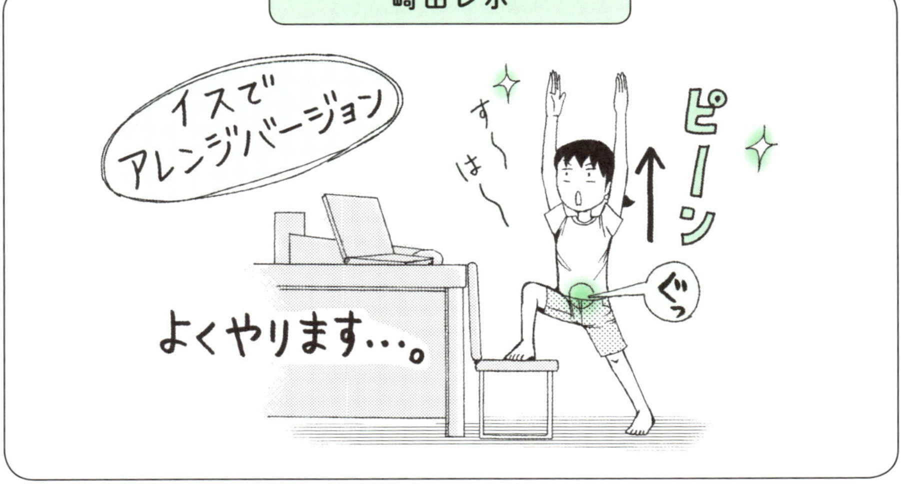
イスで
アレンジバージョン
す〜
は〜
ピーン
ぐっ
よくやります…。

【考える人のポーズ】

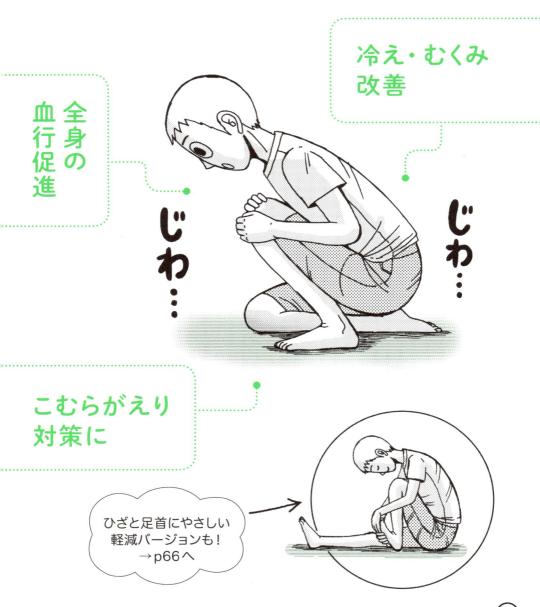

冷え・むくみ
改善

全身の
血行促進

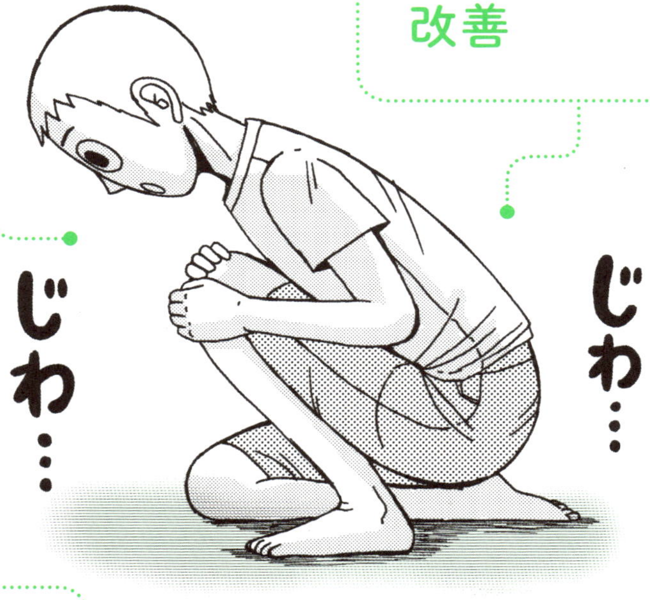

こむらがえり
対策に

ひざと足首にやさしい
軽減バージョンも！
→p66へ

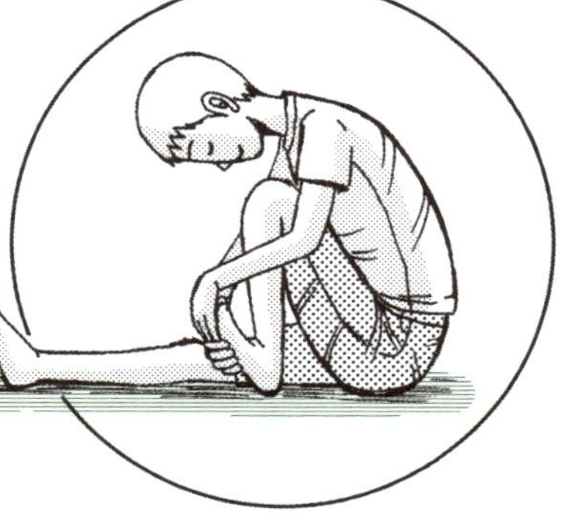

1 準備運動として足首を回します

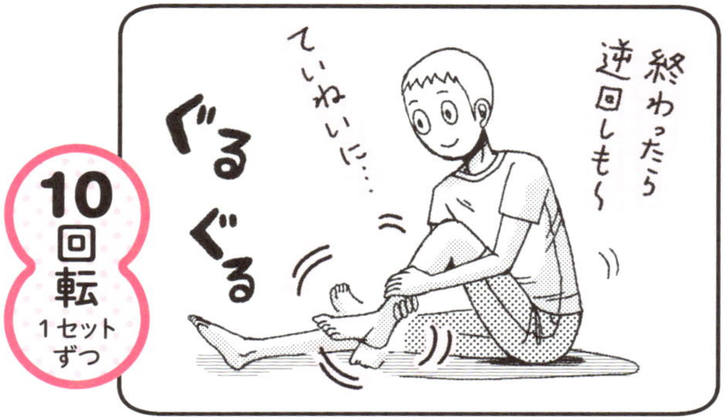

2 正座して左ひざを立てかかとをべったりと床につける

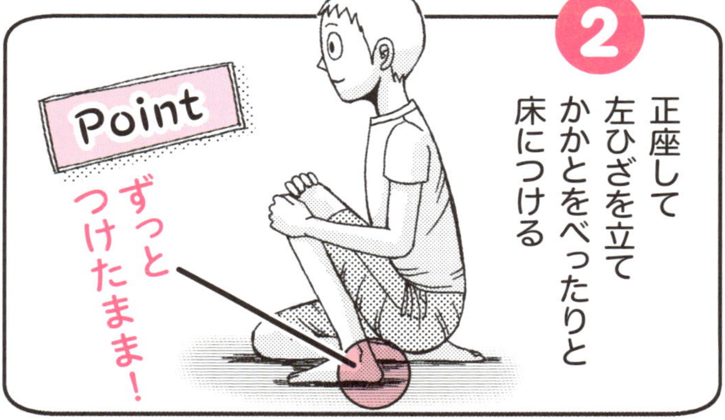
Point
ずっとつけたまま！

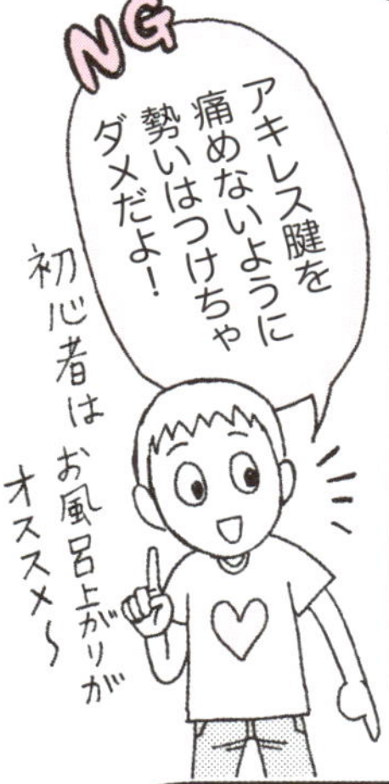
NG
アキレス腱を痛めないようにつけちゃダメだよ！
初心者はお風呂上がりがオススメ～

3 両手でひざを抱えゆっくり前に体重をかける

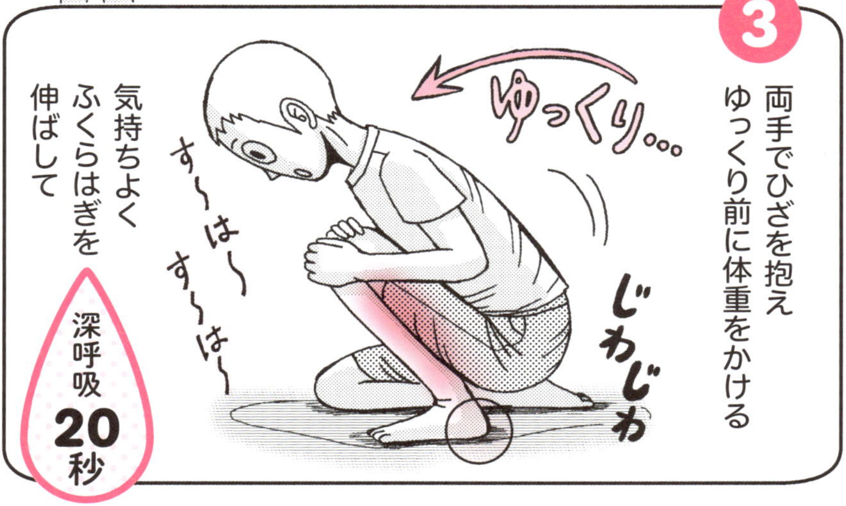
ゆっくり…
じわじわ
す～は～
す～は～
気持ちよくふくらはぎを伸ばして
深呼吸
20秒

※逆の足も同様に

関節に

ひざやアキレス腱が心配な人はコチラ!

やさしいやり方

1 両足を前に伸ばして座る

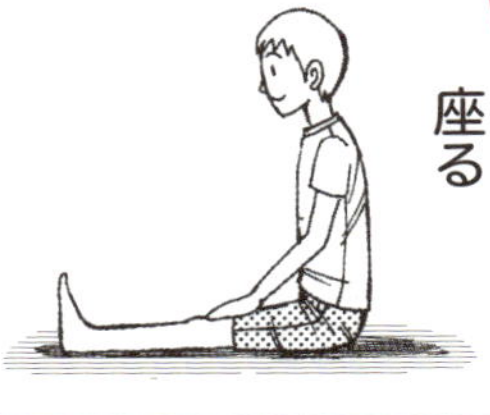

2 左ひざを立てかかとは床につけ つま先を上げて足の裏に両手をかける

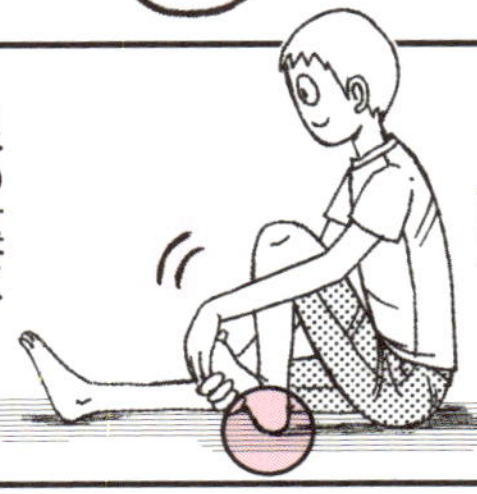

3 ガッチリと両手で足裏を押さえる

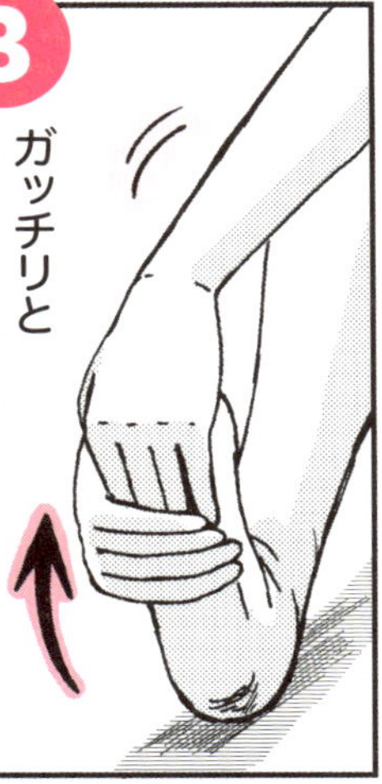

4 手でつま先を引き上げ上半身を前に倒して頭の重みでうなだれる

片足 **20秒**

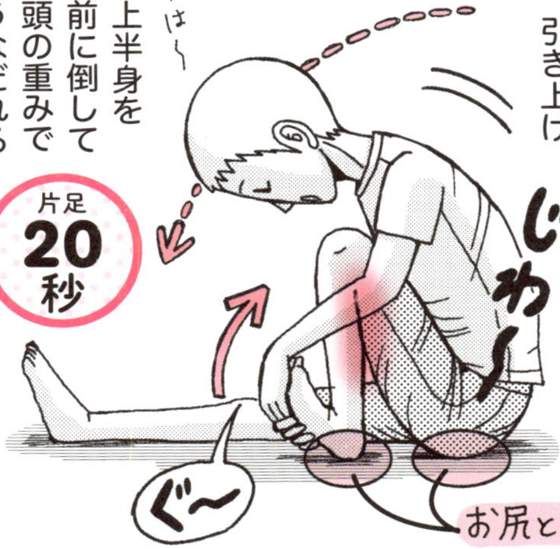
す〜は〜
じわ〜
ぐ〜
お尻とかかとをなるべく近く!

崎田レポ

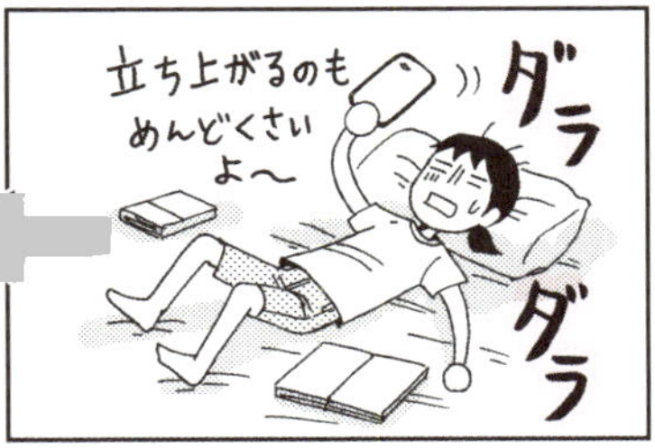
立ち上がるのも めんどくさい よ〜
ダラ
ダラ

こんなときにも
使ってます…

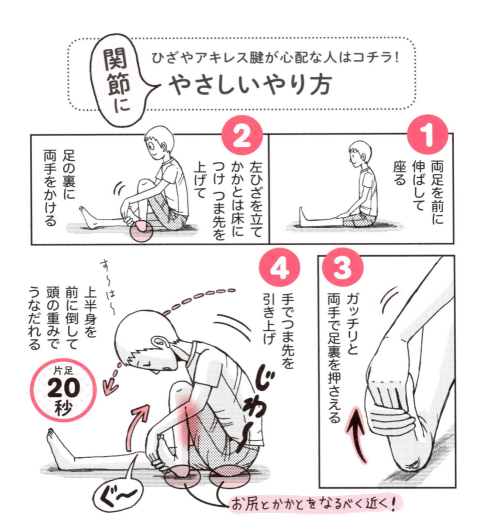

なぜふくらはぎは「第二の心臓」なの？

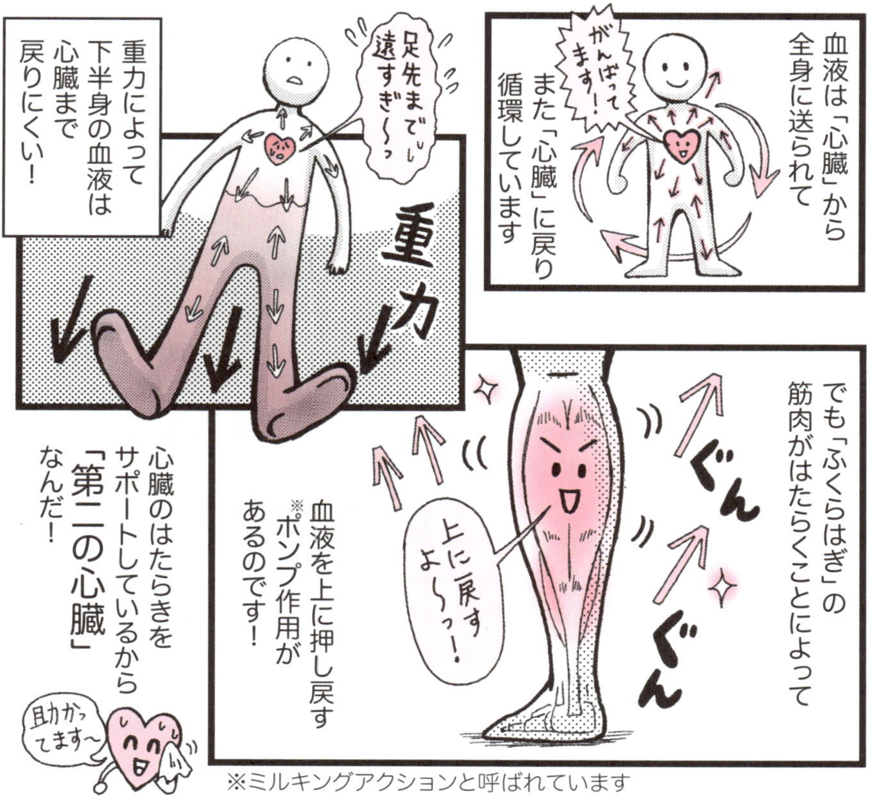
血液は「心臓」から全身に送られてまた「心臓」に戻り循環しています
がんばってます！
重力によって下半身の血液は心臓まで戻りにくい！
足先まで遠すぎ～っ
重力
でも「ふくらはぎ」の筋肉がはたらくことによって
ぐんぐん
上に戻すよ～っ！
血液を上に押し戻す※ポンプ作用があるのです！
心臓のはたらきをサポートしているから「第二の心臓」なんだ！
助かってます～

※ミルキングアクションと呼ばれています

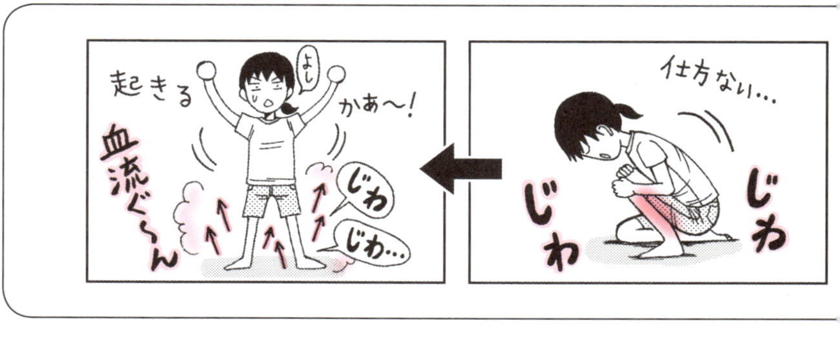
仕方ない…
じわじわ
起きるかあ～！
よし
血流ぐ～ん
じわ
じわ…

ゆる筋トレと私

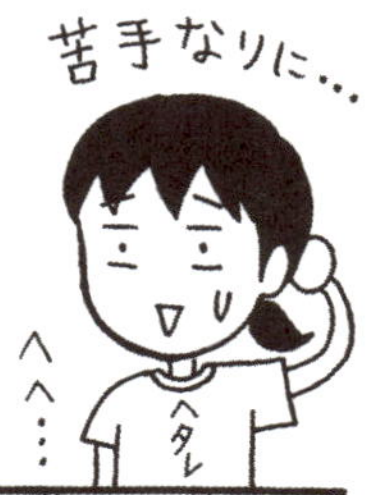
苦手なりに…
ヘヘ…
ヘタレ

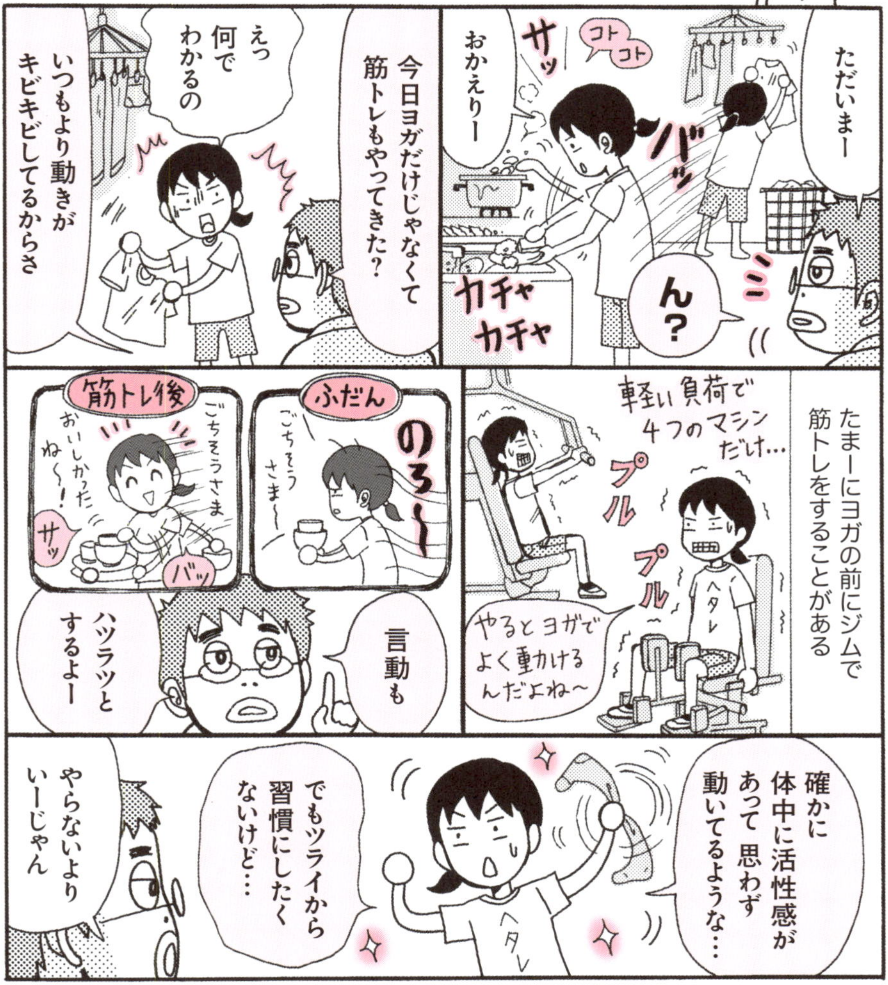
ただいまー
おかえりー
サッ
コトコト
バッ
カチャカチャ
ん?
今日ヨガだけじゃなくて筋トレもやってきた?
えっ何でわかるの
いつもより動きがキビキビしてるからさ
たまーにヨガの前にジムで筋トレをすることがある
軽い負荷で4つのマシンだけ…
プル
プル
やるとヨガでよく動けるんだよね〜
ヘタレ
ふだん
ごちそうさま〜
のろ〜
筋トレ後
ごちそうさま
おいしかったね〜!
サッ
バッ
言動も
ハツラツとするよー
確かに体中に活性感があって思わず動いてるような…
でもツライから習慣にしたくないけど…
ヘタレ
やらないよりいーじゃん

※ジムの中のヨガクラスに出てます。

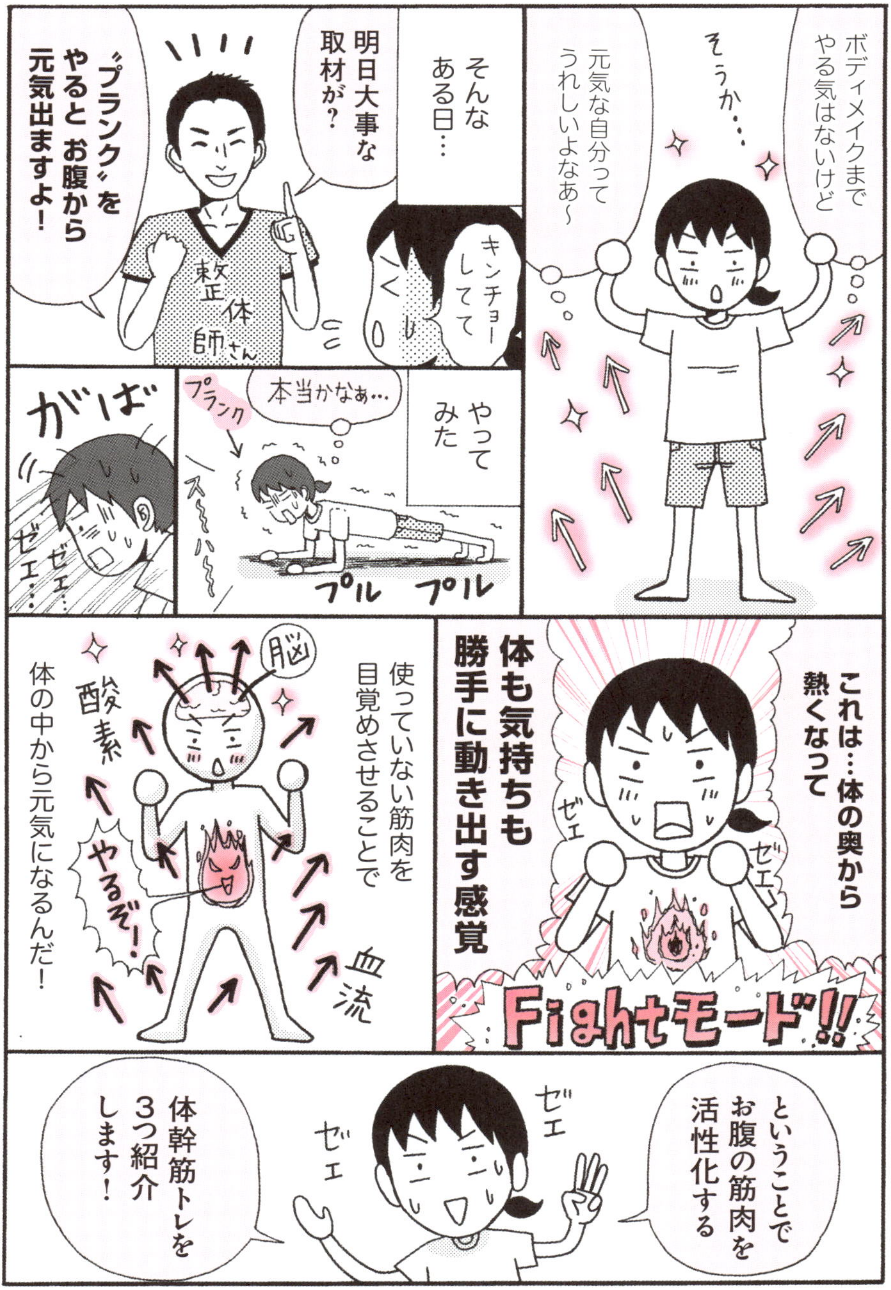
ボディメイクまでやる気はないけど
そうか…
元気な自分ってうれしいよなあ~
そんなある日…
明日大事な取材が?
キンチョーしてて
整体師さん
“プランク”をやると お腹から元気出ますよ!
やってみた
本当かなぁ…
プランク
プル プル
がば
ゼェ ゼェ…
これは…体の奥から熱くなって
体も気持ちも勝手に動き出す感覚
ゼェ
ゼェ
Fightモード!!
使っていない筋肉を目覚めさせることで
脳
酸素
やるぞ!
血流
体の中から元気になるんだ!
ということでお腹の筋肉を活性化する
ゼェ
ゼェ
体幹筋トレを3つ紹介します!

お腹からパワーがみなぎる体幹筋トレ！
でもその前に……

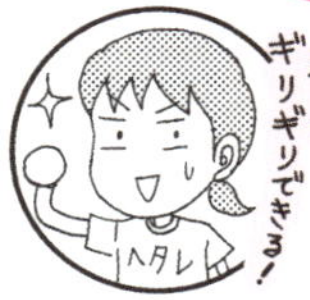
私でもギリギリできる！
ヘタレ

体幹筋トレを行うときの心《やく》得《そく》

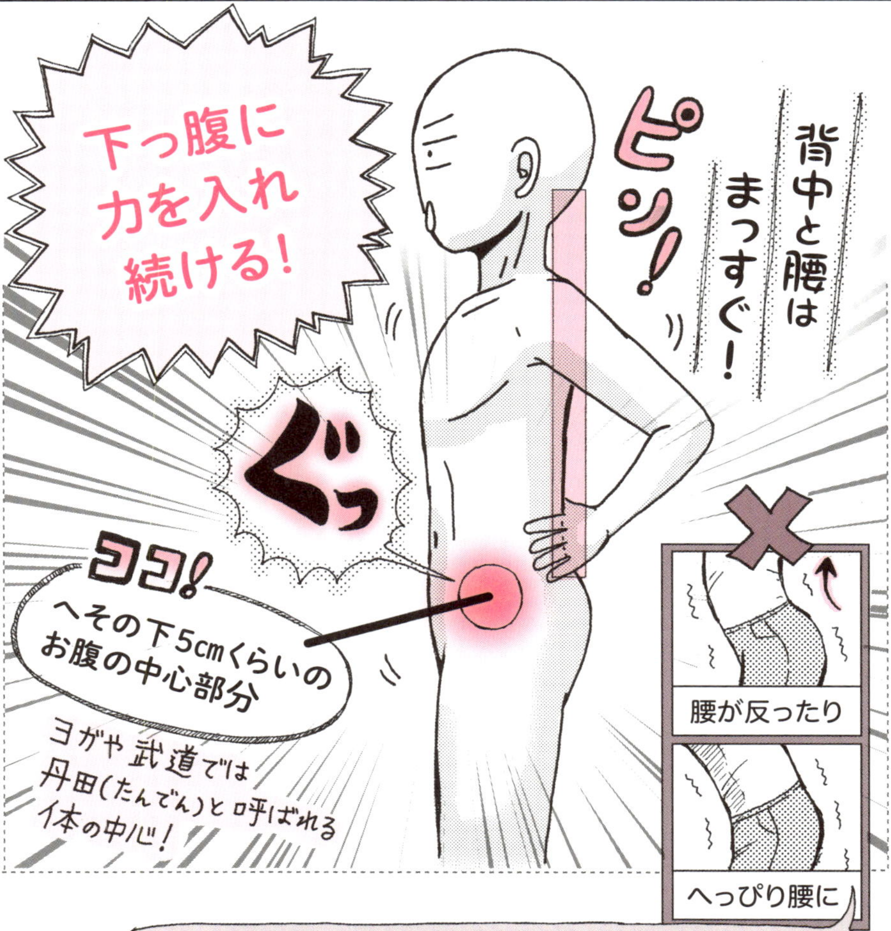
下っ腹に力を入れ続ける！
ピン！
背中と腰はまっすぐ！
ぐっ
ココ！
へその下5cmくらいのお腹の中心部分
ヨガや武道では丹田(たんでん)と呼ばれる体の中心！
腰が反ったり
へっぴり腰に

下っ腹に力を入れずに行うと腰痛の原因にもなるので注意！

も〜っと元気が出る
体幹筋トレ①

かんたん ドローイン

座っても立っても！

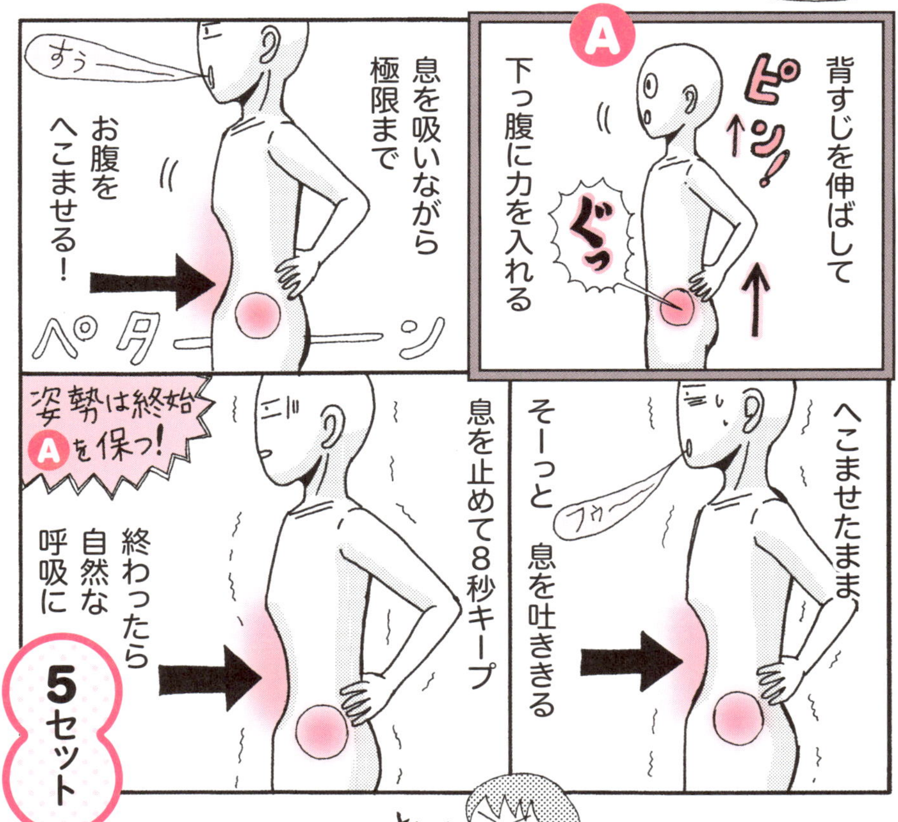

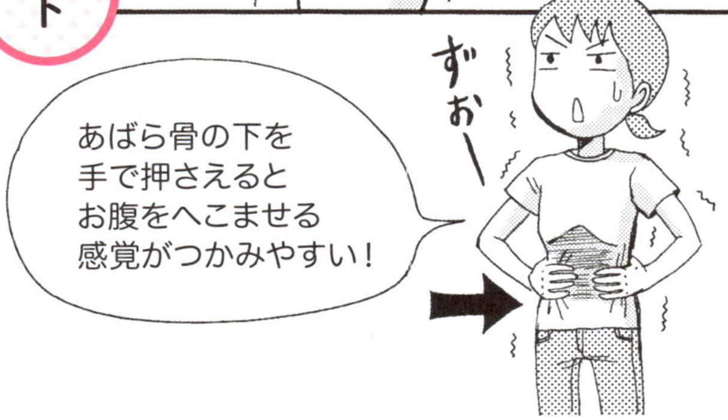
ずおー
あばら骨の下を手で押さえるとお腹をへこませる感覚がつかみやすい！

お腹の筋肉を天然のコルセットに！

お尻の穴もキュッと締めるとgood!!

※慣れない人は寝ながら試すのもオススメ（腰痛防止にもなります）

四つんばいバランス

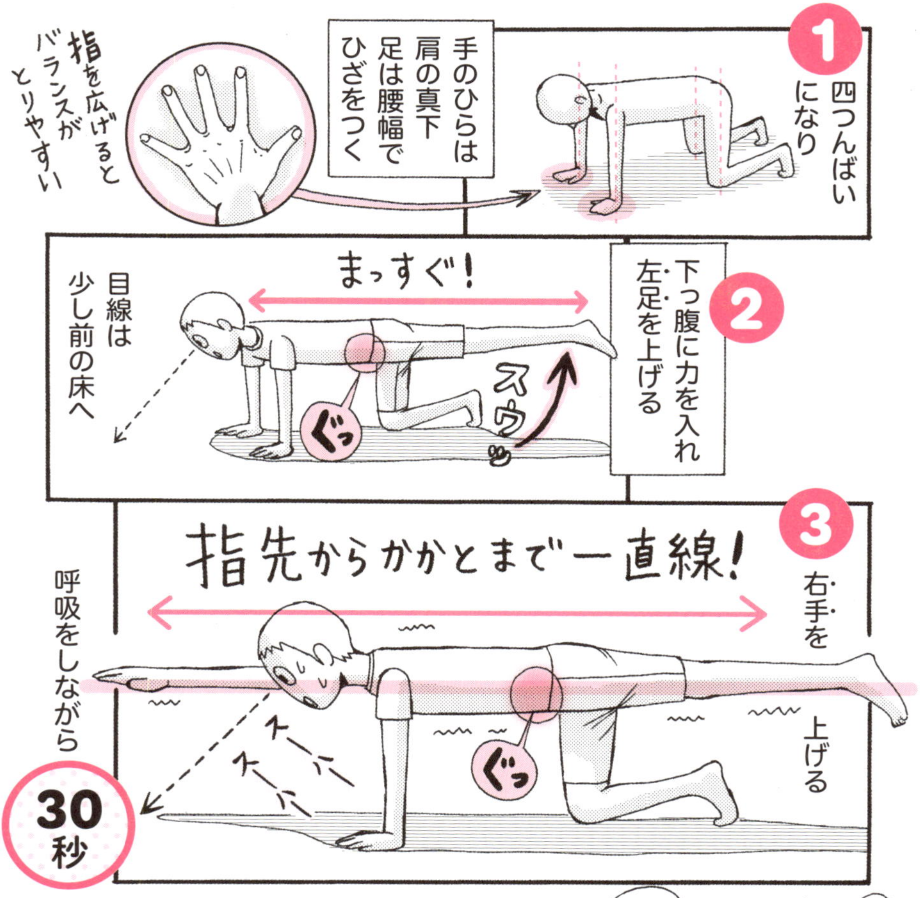

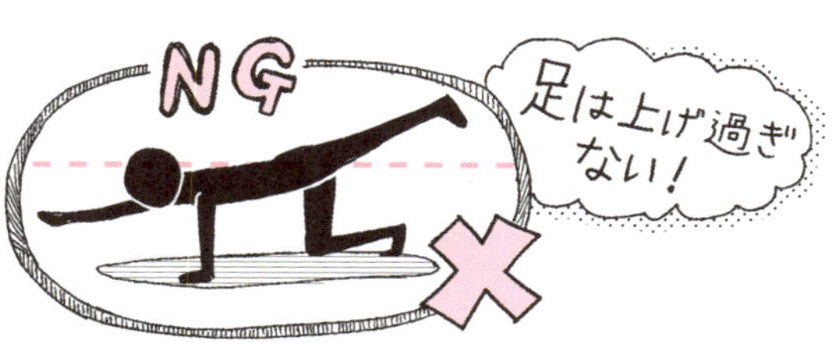
NG
足は上げ過ぎない！

※体幹に効かなくなる　※腰を痛めやすい

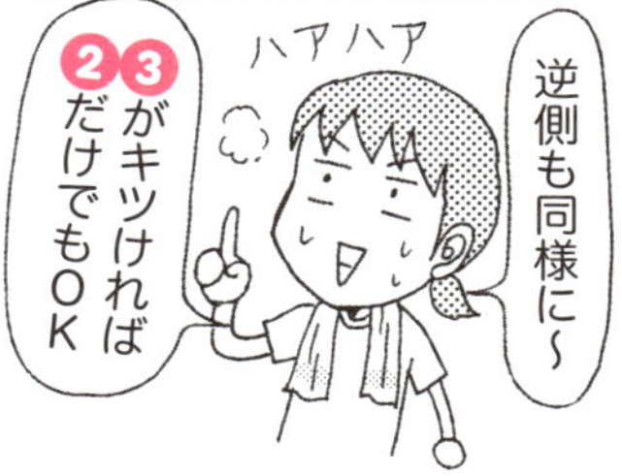
逆側も同様に〜
②③がキツければだけでもOK
ハアハア

も〜っと元気が出る 体幹筋トレ③

プランク

1 うつぶせになり

ひじが肩の真下に来るようにセット

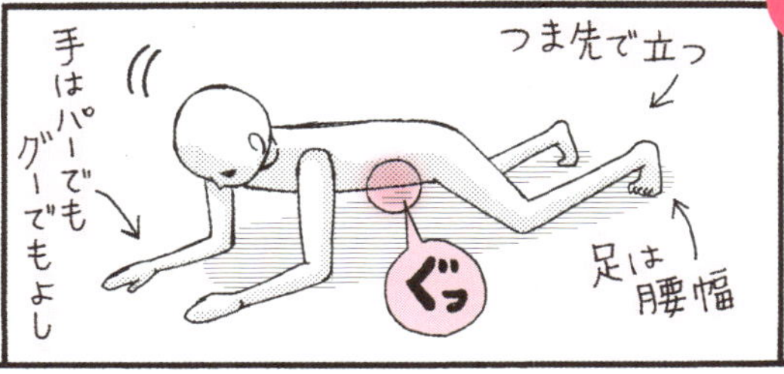

2

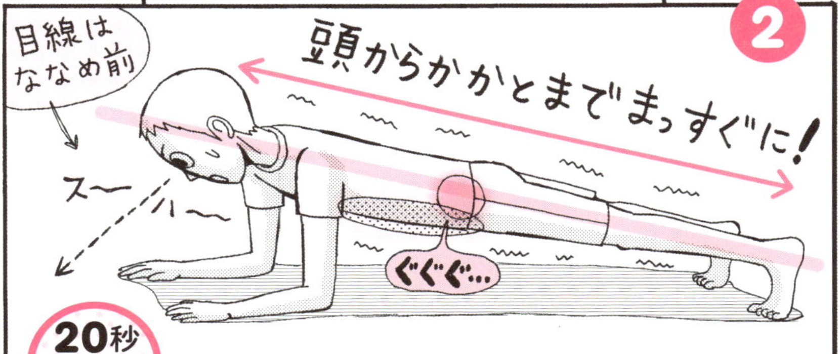

20秒〜30秒 呼吸をしながらお腹全体に力を入れてキープ

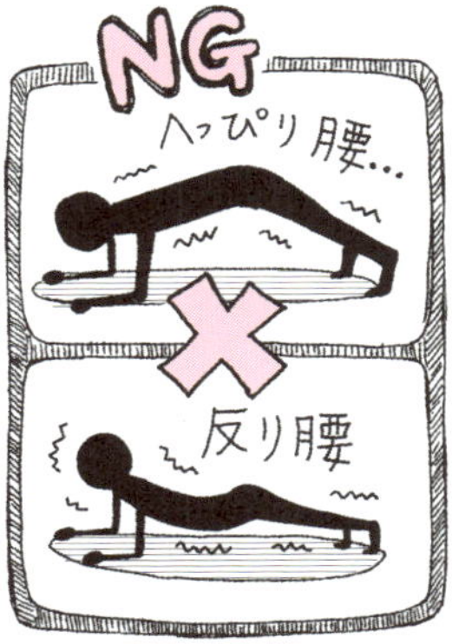

※腰を痛める原因に

軽減・ひざつきプランク

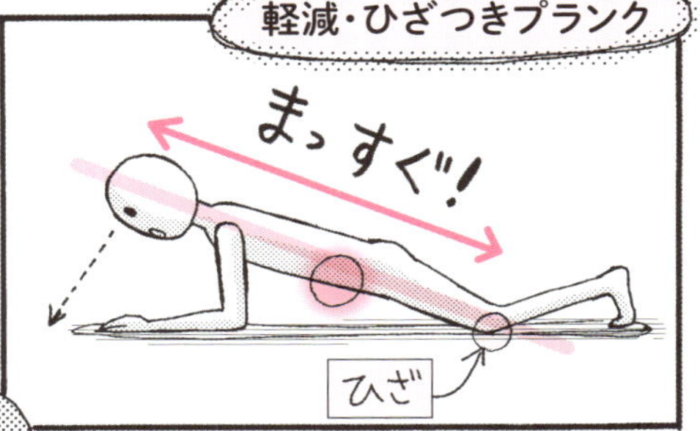

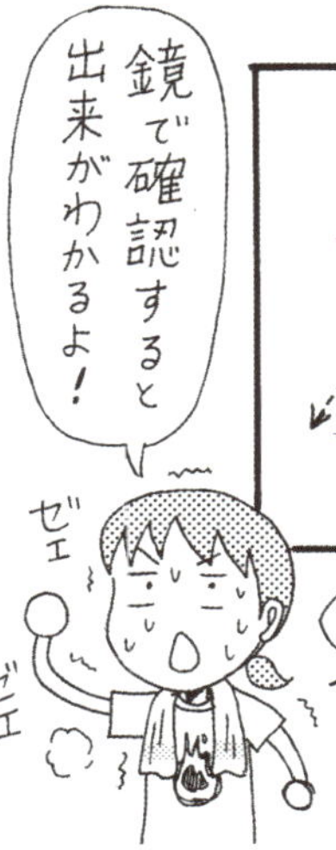

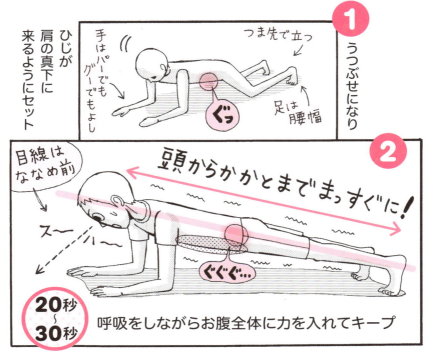

おまけ

特に 気合を入れたいときに

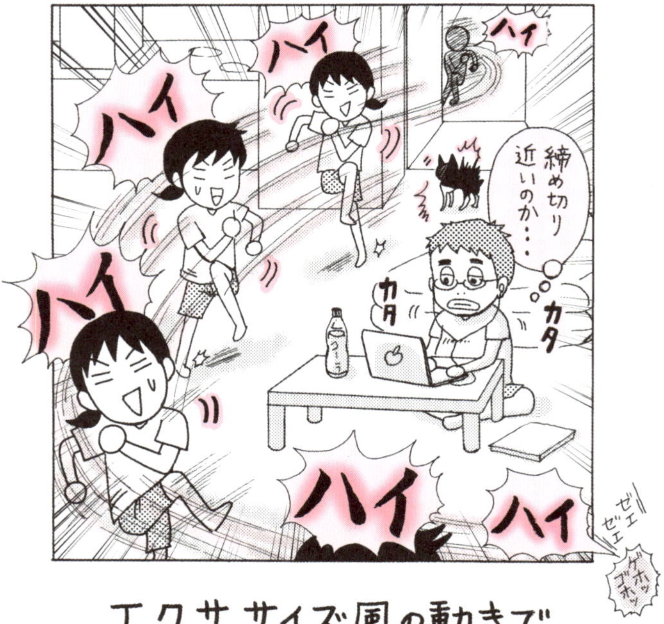

エクササイズ風の動きで
声を出しながらリビングを突っきる。

おまけ

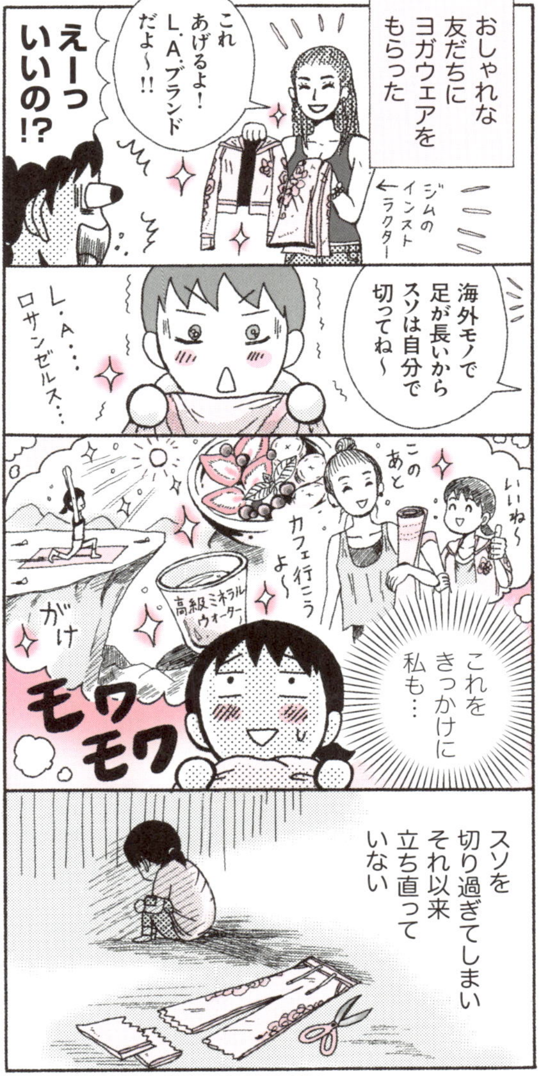
おしゃれな友だちにヨガウェアをもらった
ジムのインストラクター
これあげるよ! L.A.ブランドだよ~!!
えーっいいの!?
海外モノで足が長いからスソは自分で切ってね~
L.A.… ロサンゼルス…
いいね~
このあと
カフェ行こうよ~
高級ミネラルウォーター
がけ
これをきっかけに私も…
モワモワ
スソを切り過ぎてしまいそれ以来立ち直っていない

※現在はしまむらとユニクロのローテーションです

元気を出したいとき…

車内で思いっきり歌います。

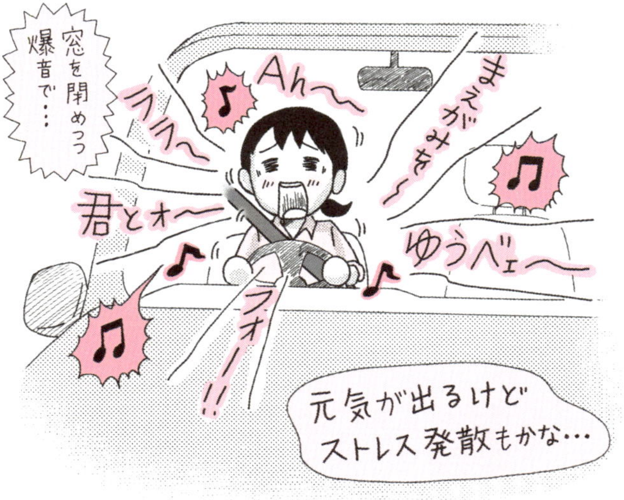
窓を閉めつつ
爆音で…
ララ～
Ah～～
まえがみを～
君とオ～～
ゆうべェ～～
フオー!!
元気が出るけど
ストレス発散もかな…

※ 群馬での会社員時代、通勤路にて

（同じような人とよくすれちがいました）

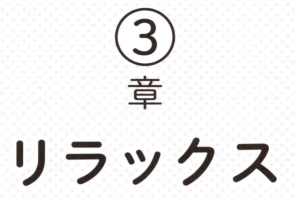

③章

リラックス

1日がんばった体をほぐして

ほっと一息……

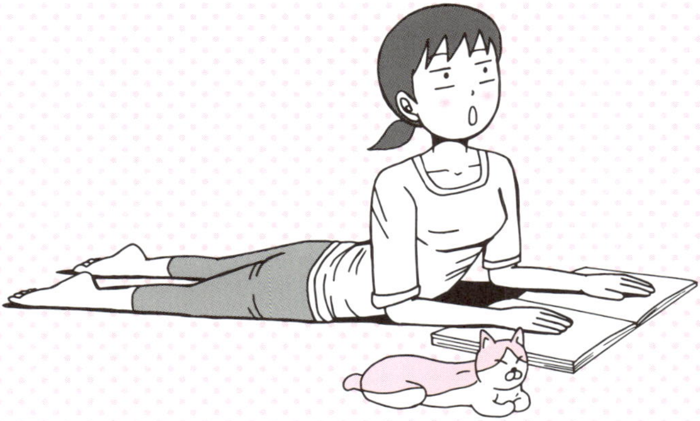

イスで猫ねじりのポーズ

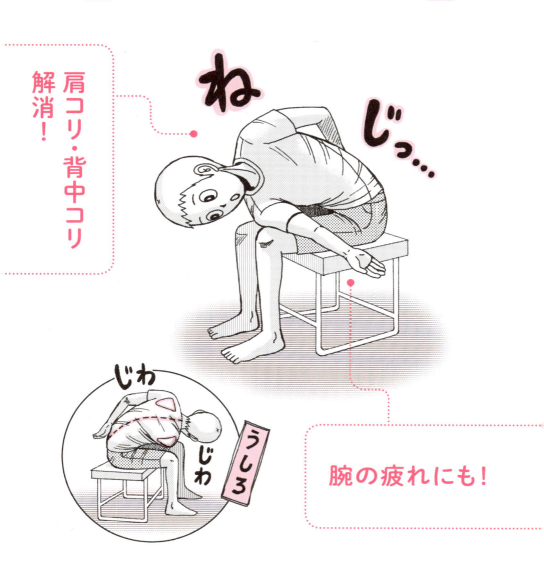

肩コリ・背中コリ解消！

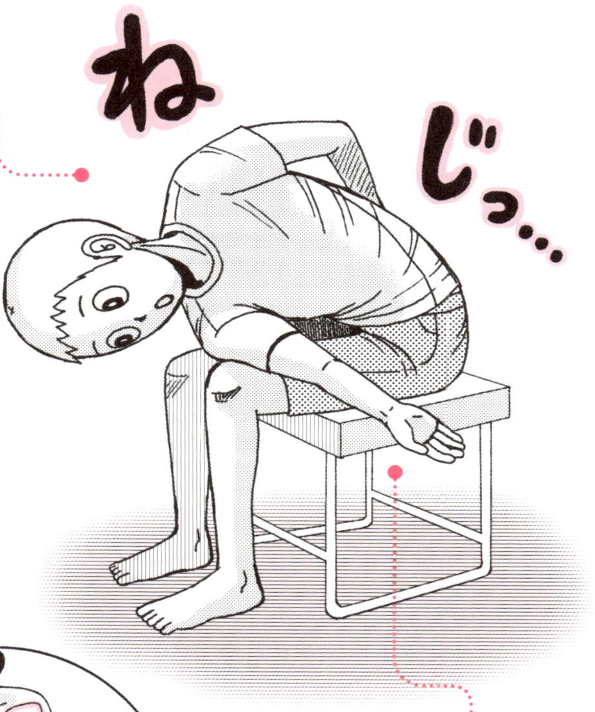

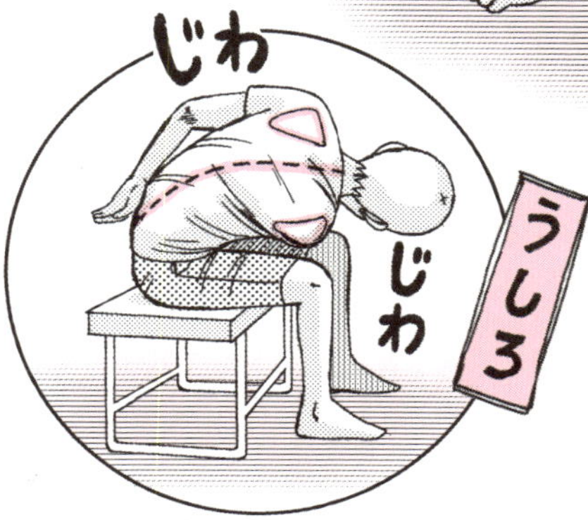

腕の疲れにも！

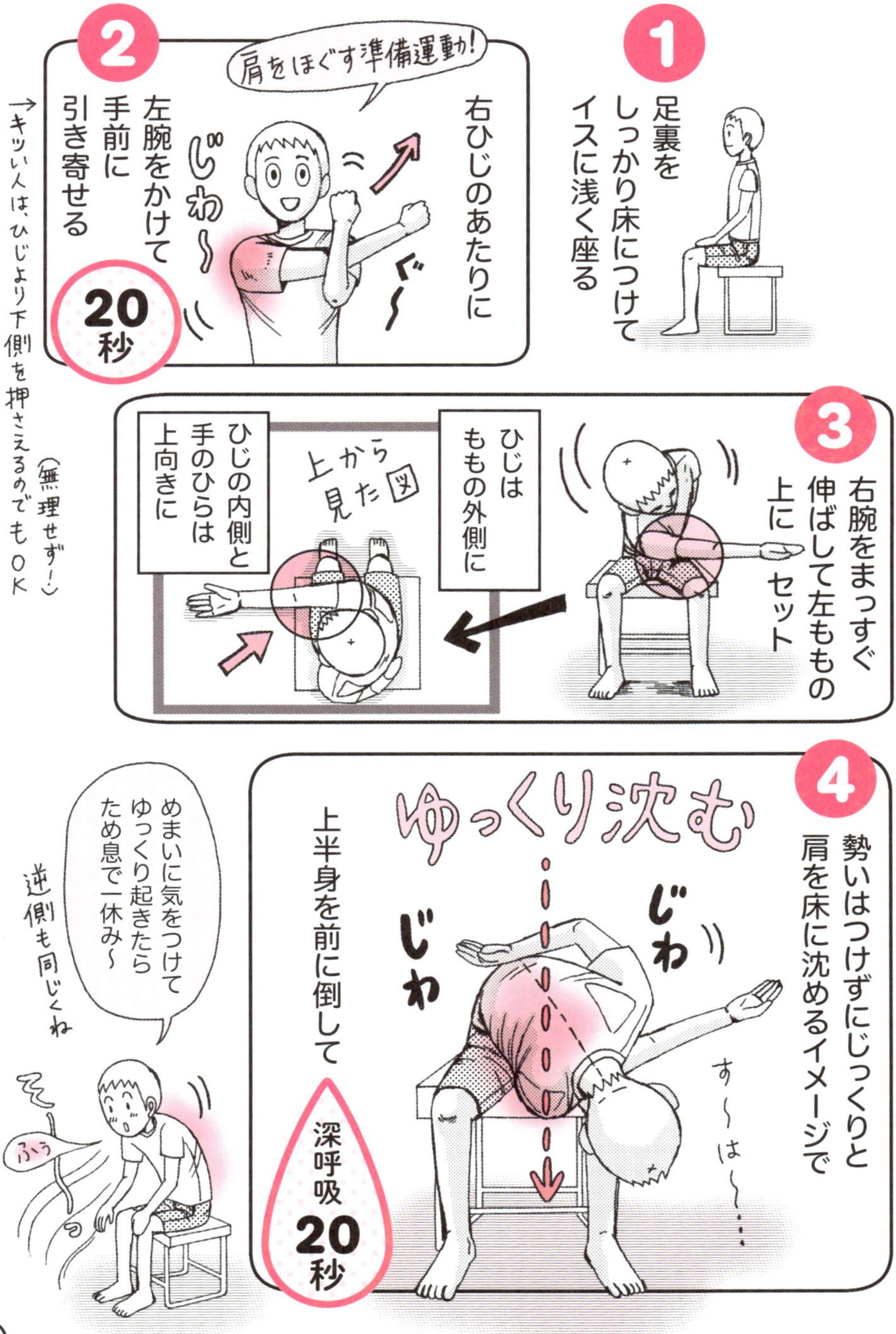
1
足裏をしっかり床につけてイスに浅く座る
2
右ひじのあたりに左腕をかけて手前に引き寄せる
肩をほぐす準備運動!
じわ〜
ぐ〜
20秒
→キツい人は、ひじより下側を押さえるのでもOK (無理せず!)
3
右腕をまっすぐ伸ばして左ももの上にセット
ひじはももの外側に
上から見た図
ひじの内側と手のひらは上向きに
4
勢いはつけずにじっくりと肩を床に沈めるイメージで
ゆっくり沈む
じわ
じわ
上半身を前に倒して
深呼吸20秒
す〜 は〜…
めまいに気をつけてゆっくり起きたらため息で一休み〜
逆側も同じくね
ふぅ

【ほぐされる部位】

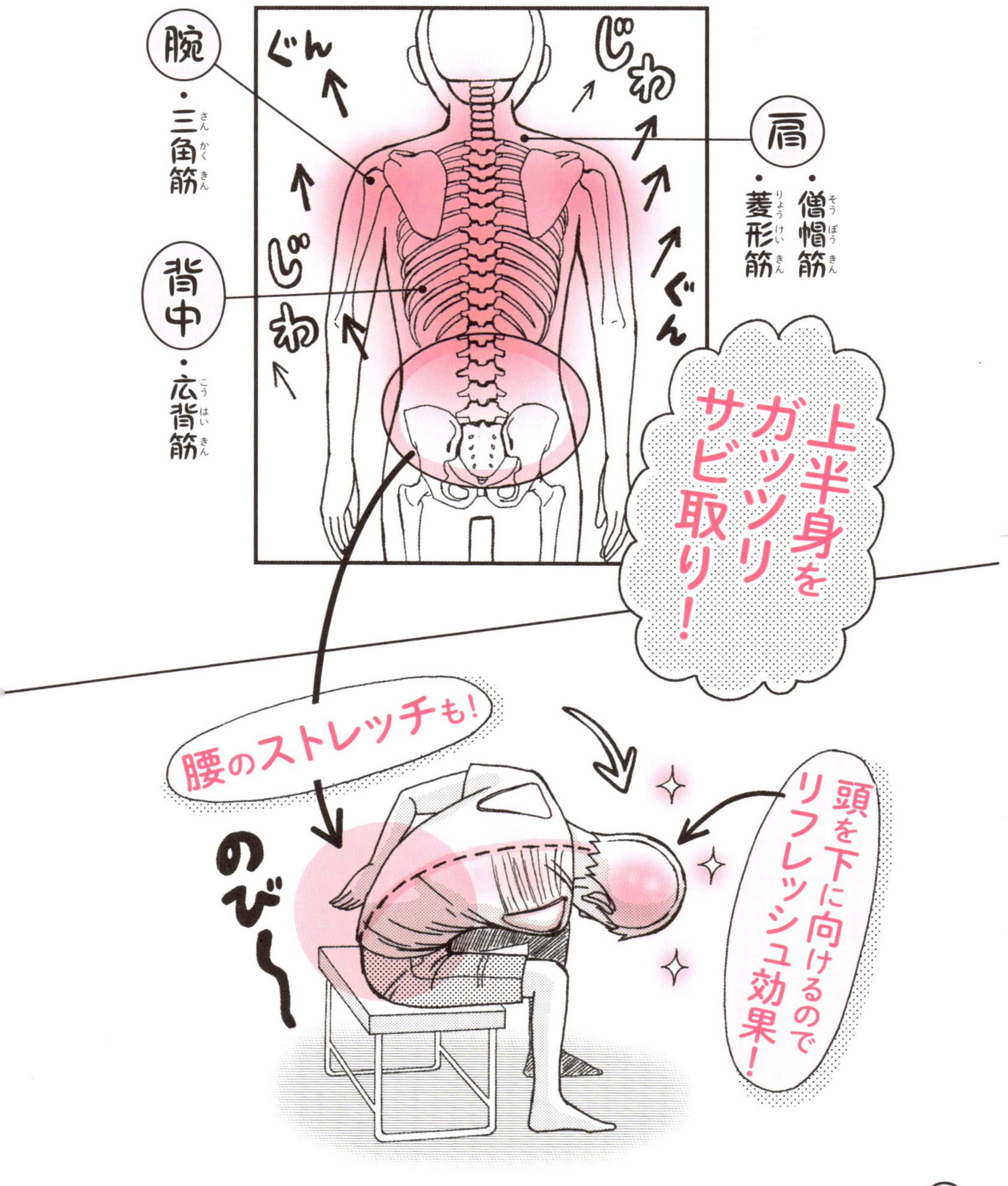

腕
・三角筋《さんかくきん》
背中
・広背筋《こうはいきん》
肩
・僧帽筋《そうぼうきん》
・菱形筋《りょうけいきん》
ぐん
じわ
じわ
ぐん
上半身をガッツリサビ取り！
腰のストレッチも!
頭を下に向けるのでリフレッシュ効果！
のび〜

旦那レポ

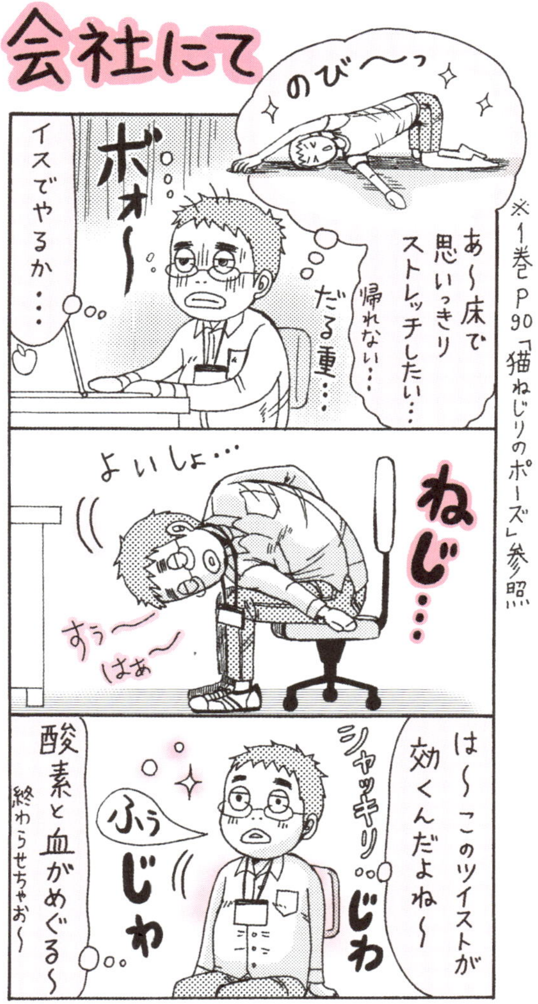
会社にて
のび〜っ
※1巻P90「猫ねじりのポーズ」参照
あ〜床で思いっきりストレッチしたい…
帰れない…
だる重…
ボォ〜
イスでやるか…
ねじ…
よいしょ…
すぅ〜
はぁ〜
は〜このツイストが効くんだよね〜
シャッキリ
じわじわ
ふぅ
酸素と血がめぐる〜
終わらせちゃお〜

ガス抜きのポーズ

腸をやさしく
刺激し
便秘解消へ！

腰痛対策に！

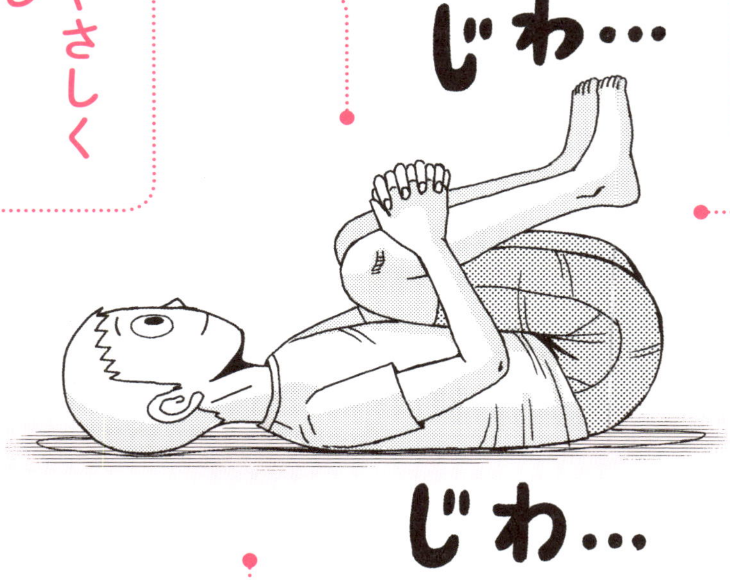

横隔膜まで動かす
深い呼吸で
リラックス

1

あお向けに寝る

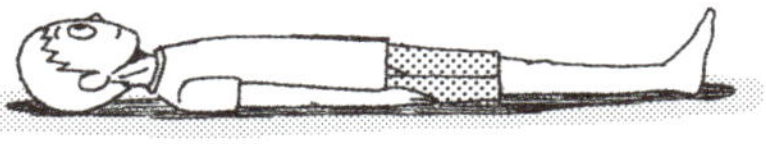

2

左足のひざをゆっくりと両手で胸に引き寄せ

右足は伸ばしたままキープし深呼吸

20秒

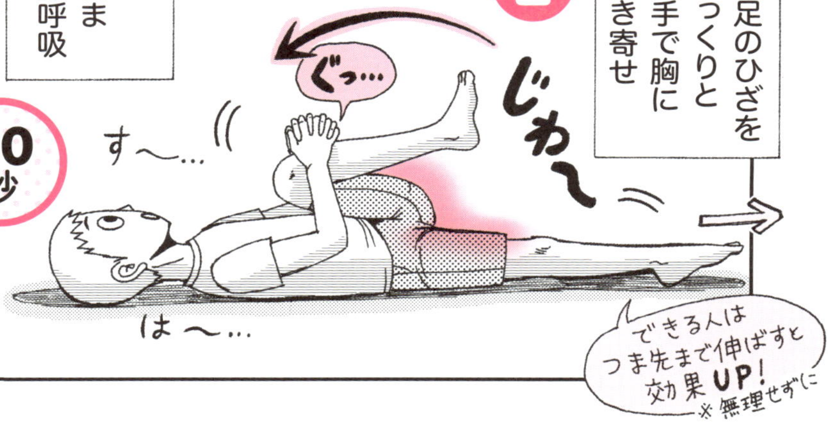

3

②を左右どちらも行ったら

両ひざを胸に近づけて抱えこみながら深呼吸

30秒

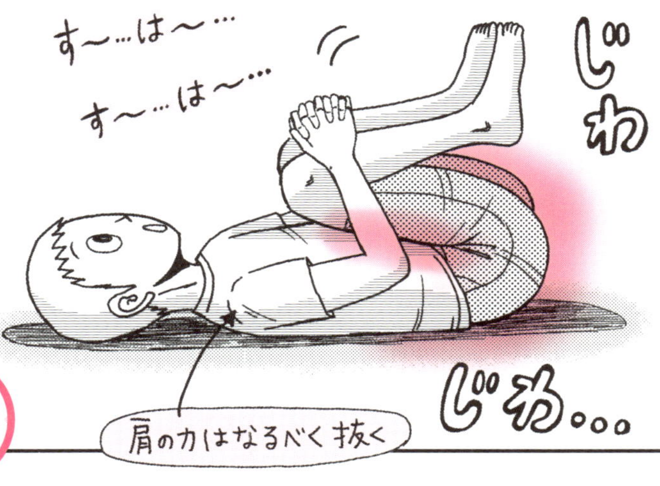

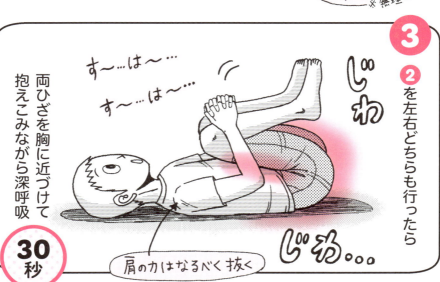

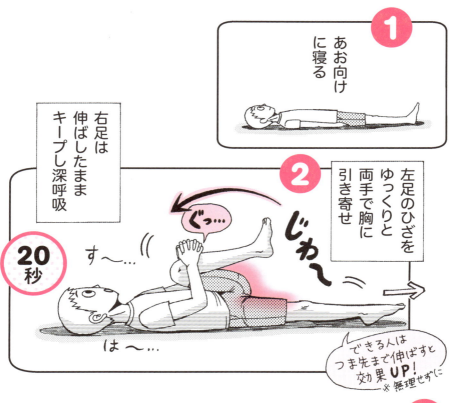

【伸ばされる部位】

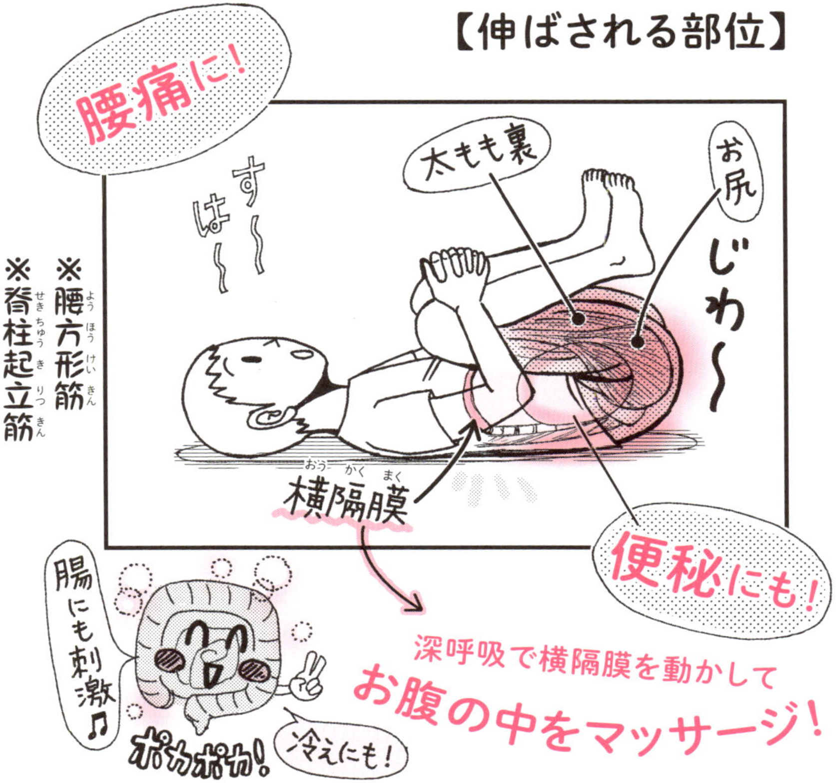

崎田レポ

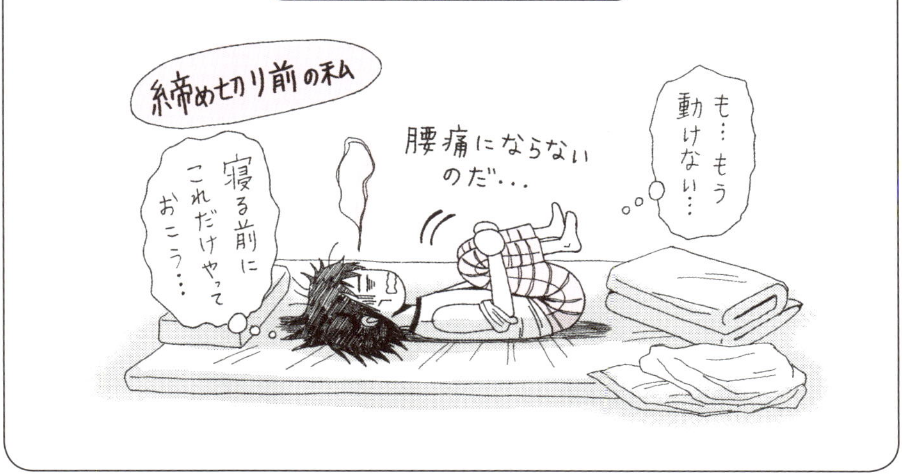
締め切り前の私
寝る前にこれだけやっておこう…
腰痛にならないのだ…
も…もう動けない…

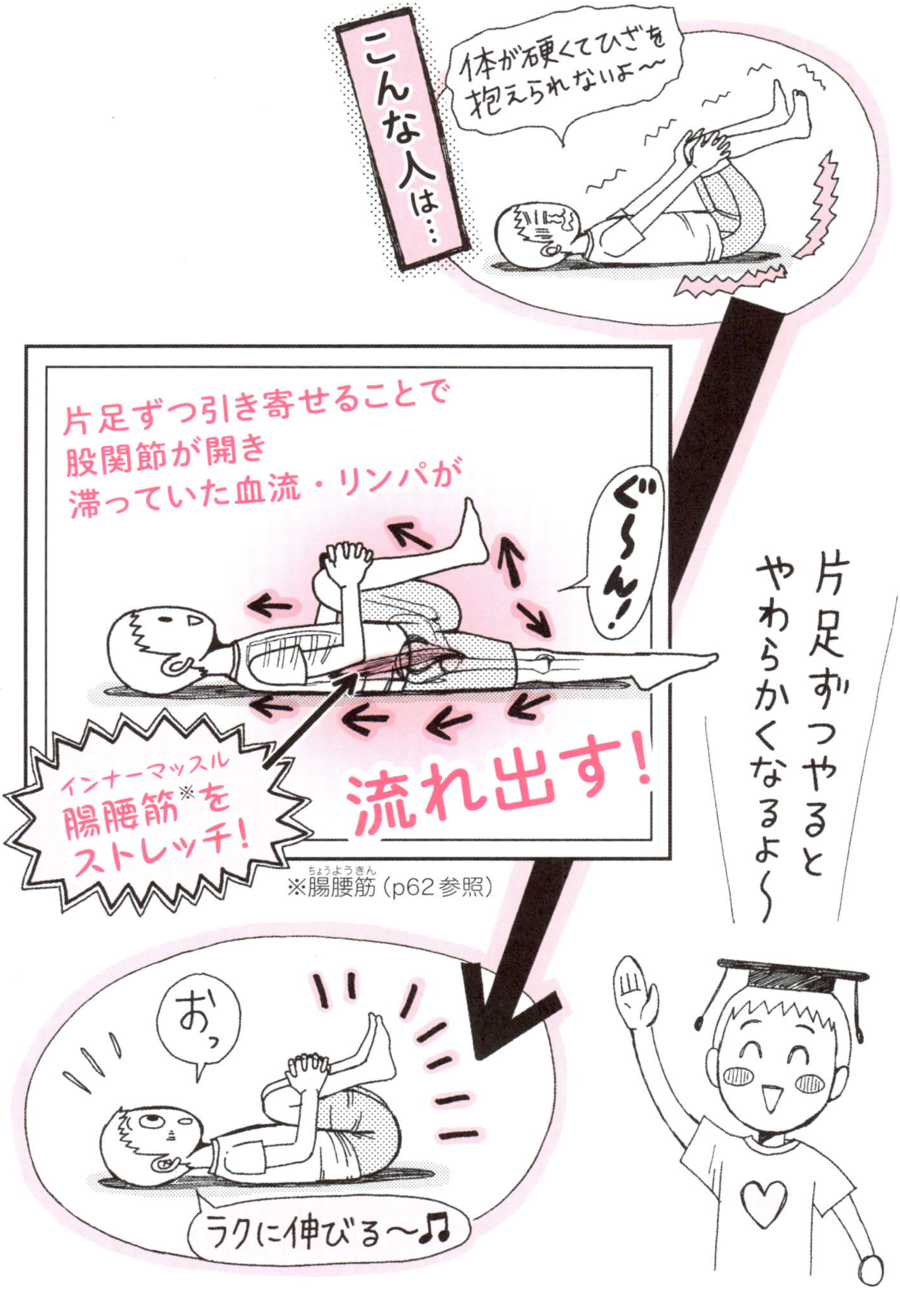
こんな人は…
体が硬くてひざを抱えられないよ〜〜
片足ずつ引き寄せることで
股関節が開き
滞っていた血流・リンパが
流れ出す!
ぐ〜ん!
インナーマッスル
腸腰筋※を
ストレッチ!
片足ずつやるとやわらかくなるよ〜
おっ
ラクに伸びる〜♫

※腸腰筋《ちょうようきん》(p62参照)

ついでに!

ガス抜きのポーズから
あお向け ねじりのポーズに♪

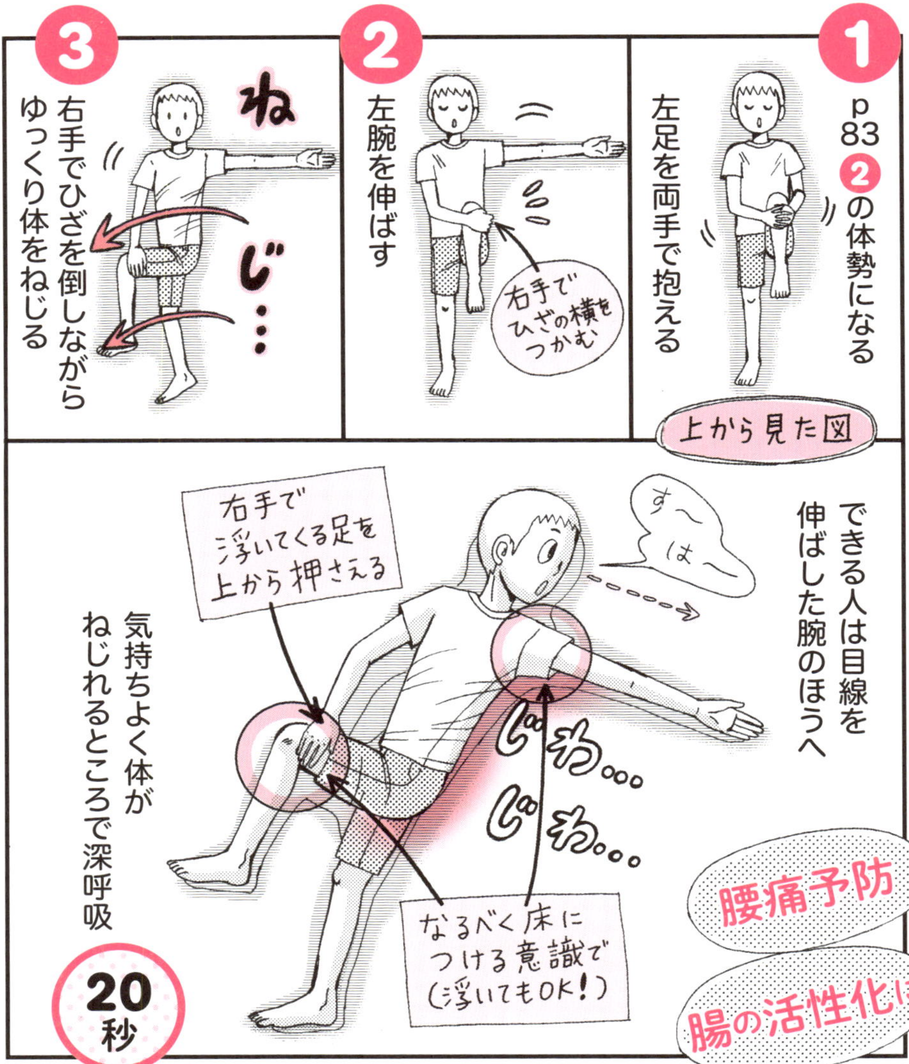
1
p83 2の体勢になる
左足を両手で抱える
2
左腕を伸ばす
右手でひざの横をつかむ
3
右手でひざを倒しながらゆっくり体をねじる
ね じ…
上から見た図
できる人は目線を伸ばした腕のほうへ
す〜 は〜
右手で浮いてくる足を上から押さえる
気持ちよく体がねじれるところで深呼吸
じわ…
じわ…
なるべく床につける意識で(浮いてもOK!)
20秒
腰痛予防
腸の活性化に

※逆側も同様に

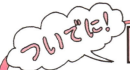

崎田レポ

寝ながらねじるのラクチンです♫

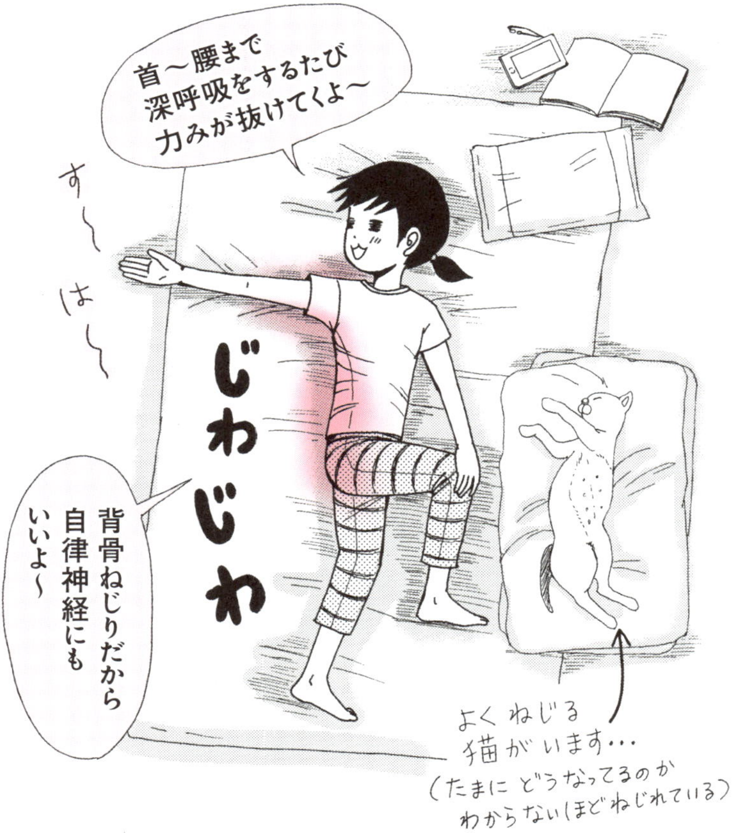

首〜腰まで
深呼吸をするたび
力みが抜けてくよ〜
す〜
は〜
じわじわ
背骨ねじりだから
自律神経にも
いいよ〜
※p35参照
よく ねじる
猫が います…
(たまに どうなってるのか
わからないほど ねじれている)

【スフィンクスのポーズ】

1日丸まった
腰をストレッチ
疲れをリセット

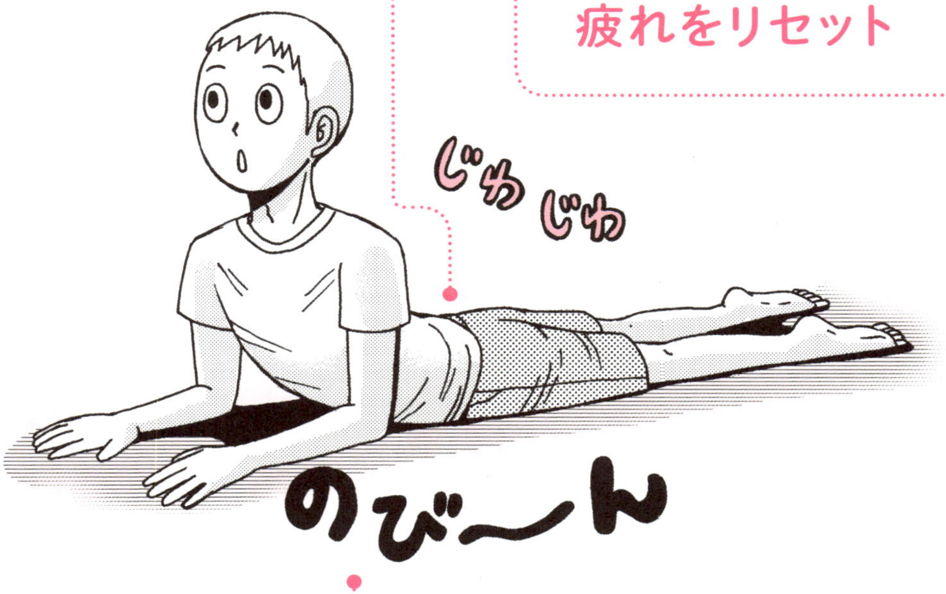

ストレスによる
お腹のコリを解消！

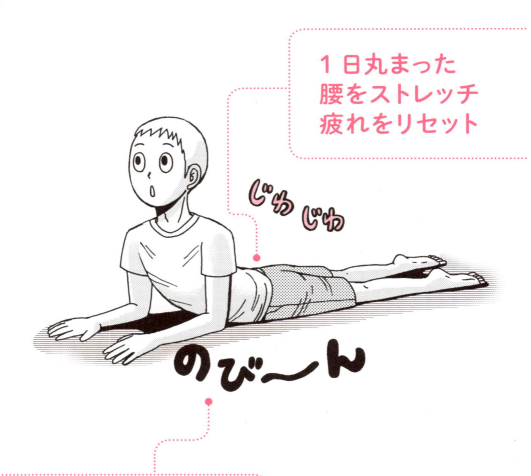

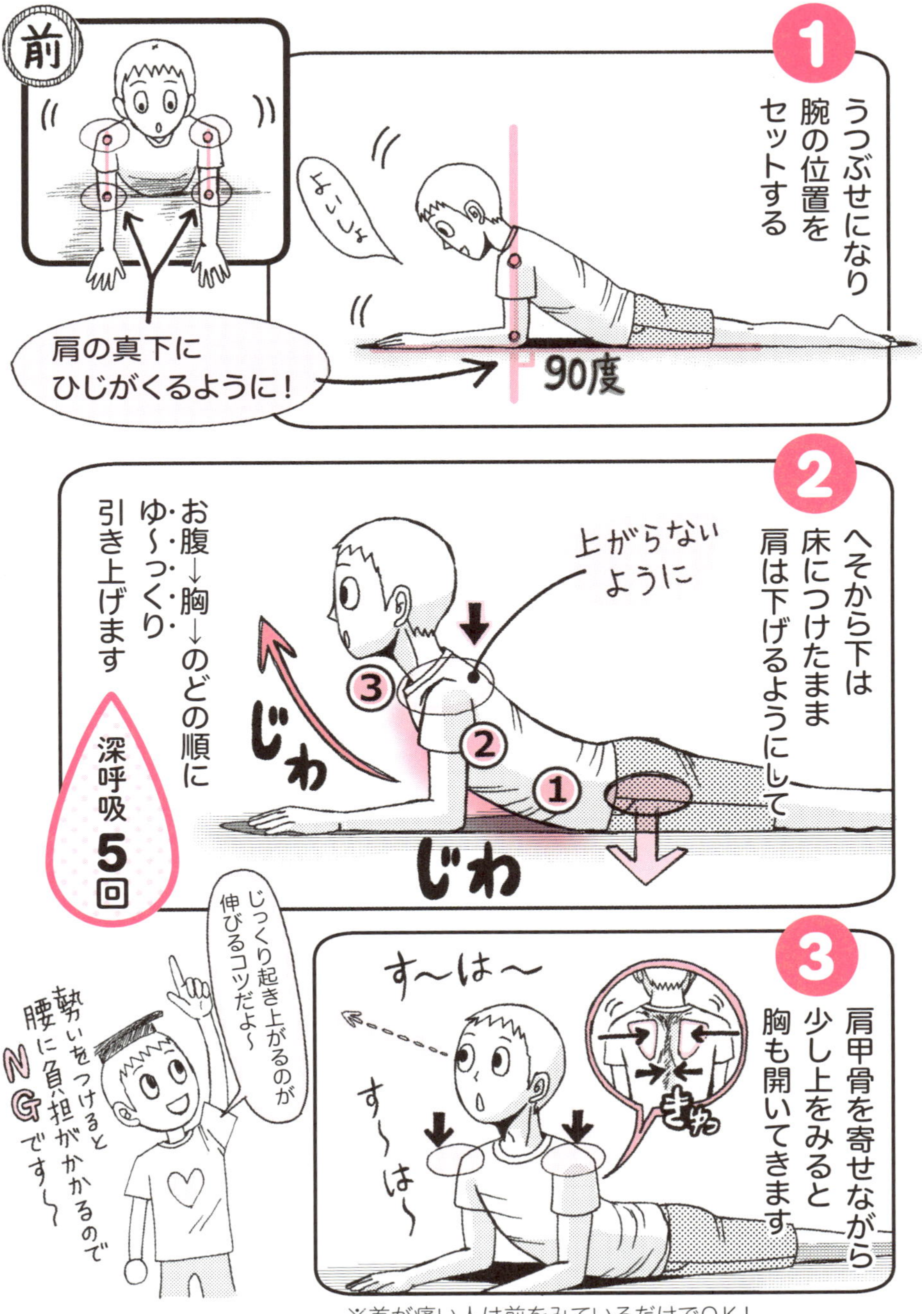
1
うつぶせになり腕の位置をセットする
よいしょ
前
肩の真下にひじがくるように！
90度
2
へそから下は床につけたまま肩は下げるようにして
上がらないように
お腹→胸→のどの順にゆ～っくり引き上げます
深呼吸5回
じわ
じわ
3
肩甲骨を寄せながら少し上をみると胸も開いてきます
す～は～
す～は～
じっくり起き上がるのが伸びるコツだよ～
勢いをつけると腰に負担がかかるのでNGです～

※首が痛い人は前をみているだけでOK！

【ほぐされる部位】

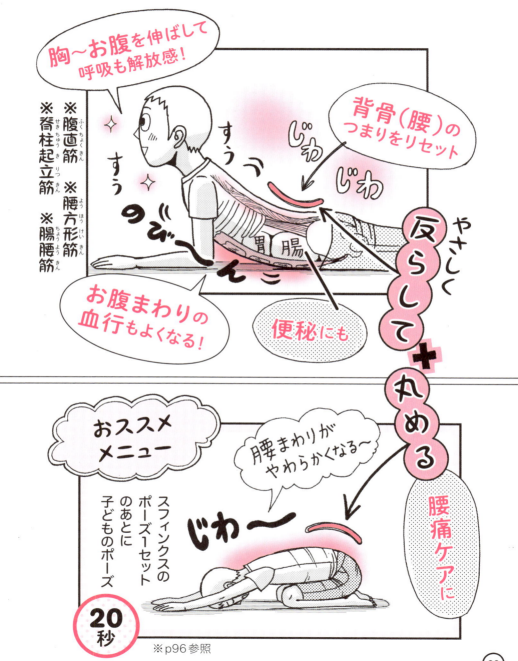

※腹直筋《ふくちょくきん》　※腰方形筋《ようほうけいきん》
※脊柱起立筋《せきちゅうきりつきん》　※腸腰筋《ちょうようきん》

※p96参照

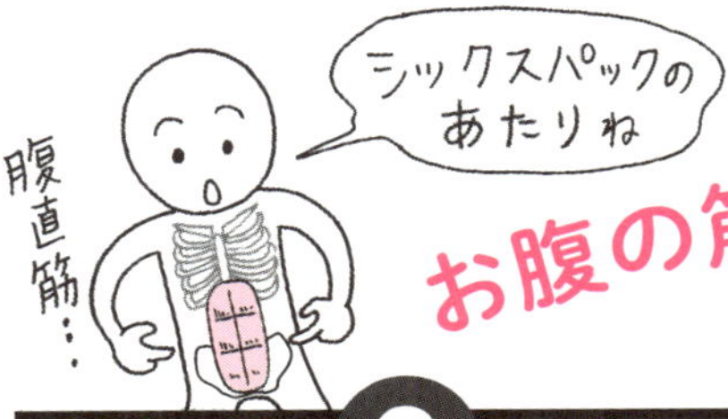

お腹の筋肉は硬くなりやすい

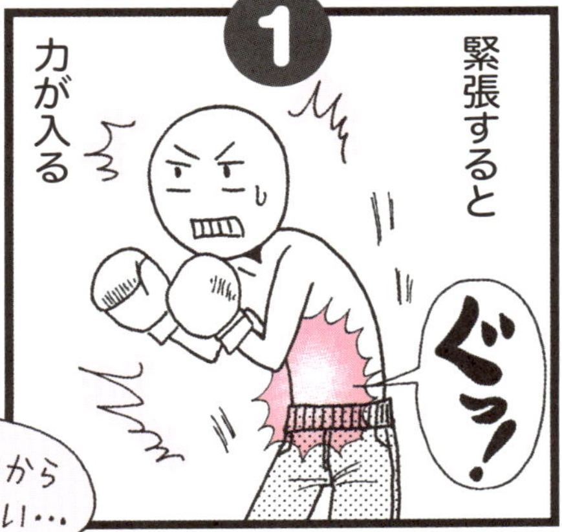
1
緊張すると
力が入る
ぐっ!

※本能的に内臓のあるお腹を守ろうとする

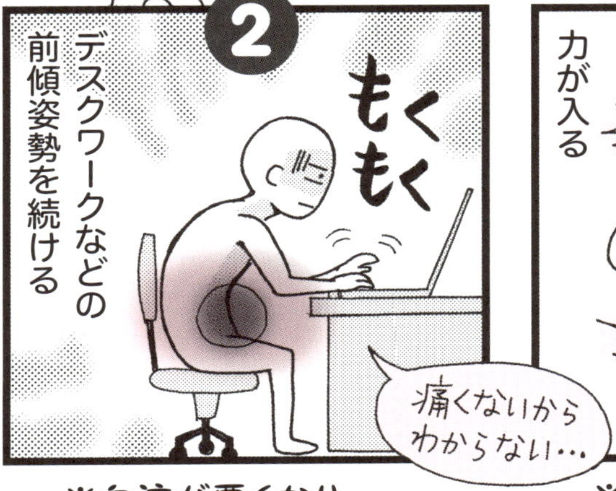
2
デスクワークなどの前傾姿勢を続ける
もくもく
痛くないからわからない…

※血流が悪くなり知らずと縮まっている

崎田レポ

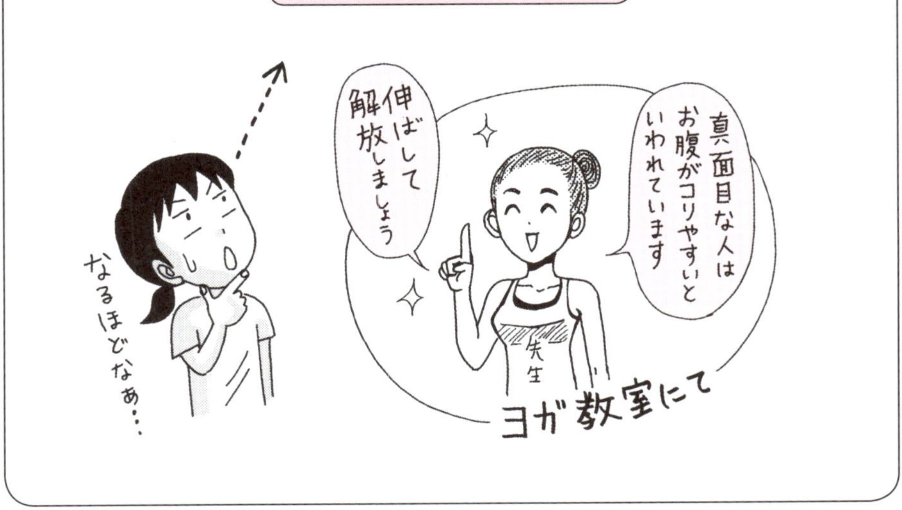
真面目な人はお腹がコリやすいといわれています
伸ばして解放しましょう
なるほどなぁ…
先生
ヨガ教室にて

【時計の針のポーズ】

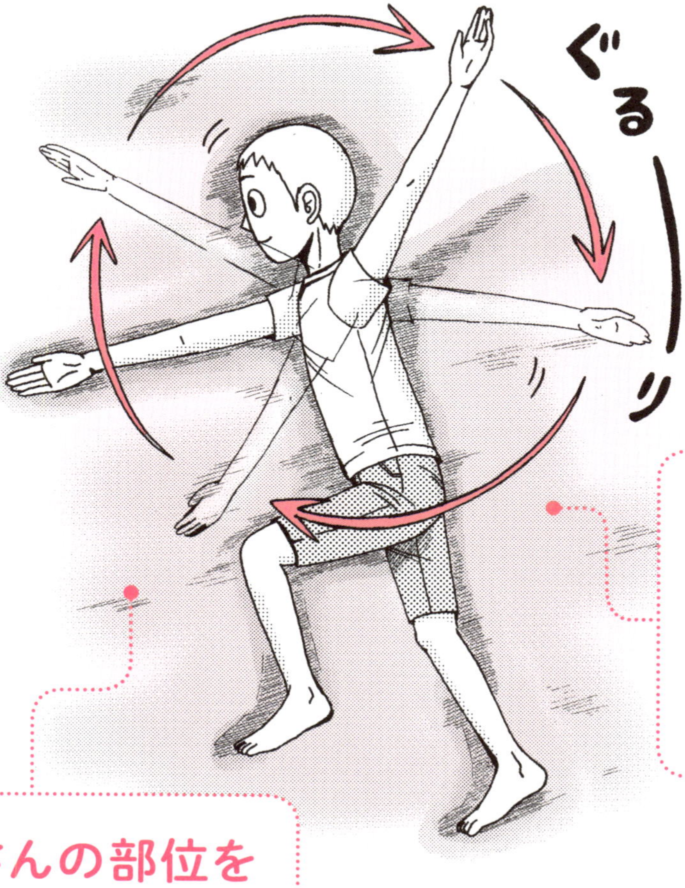

肩・背中の
コリに！

たくさんの部位を
いっぺんに
ほぐすことで
血流アップ

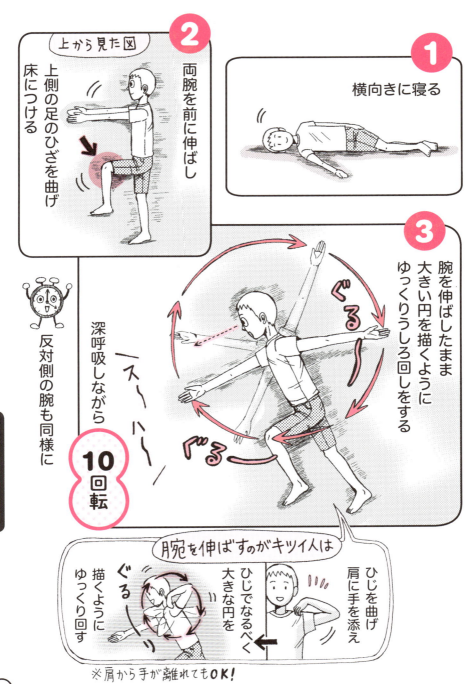

1

横向きに寝る

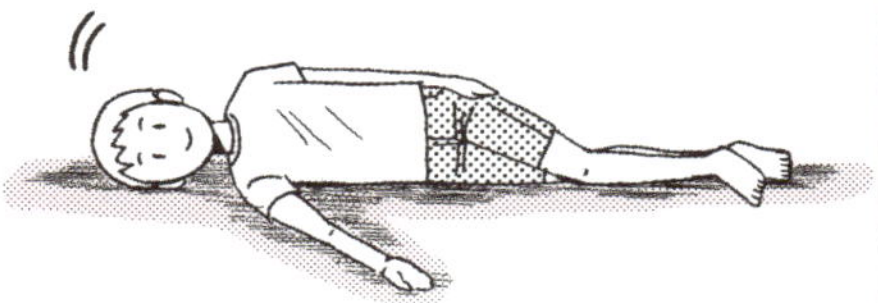

2

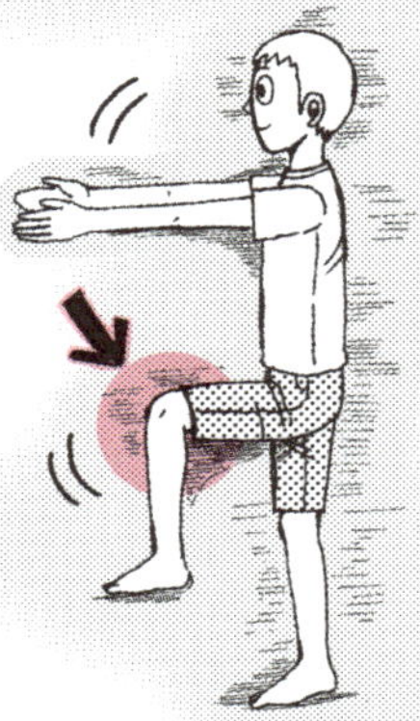

両腕を前に伸ばし
上側の足のひざを曲げ
床につける

3

腕を伸ばしたまま
大きい円を描くように
ゆっくりうしろ回しをする

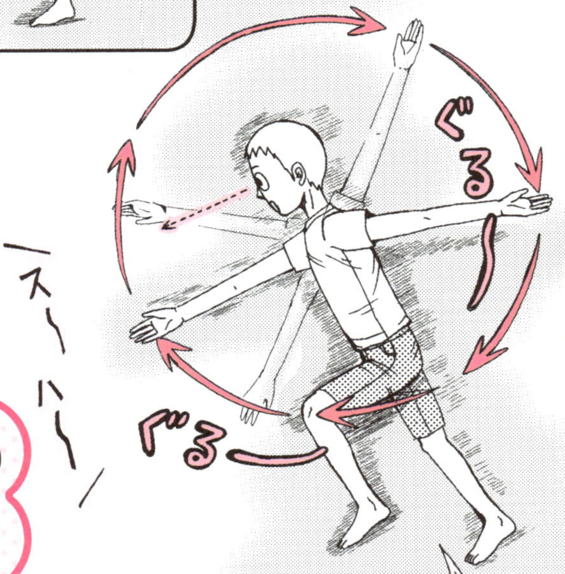

深呼吸しながら

10回転

反対側の腕も同様に

腕を伸ばすのがキツイ人は

ひじを曲げ
肩に手を添え

ひじでなるべく
大きな円を
描くように
ゆっくり回す

※肩から手が離れてもOK!

【ほぐされる部位】

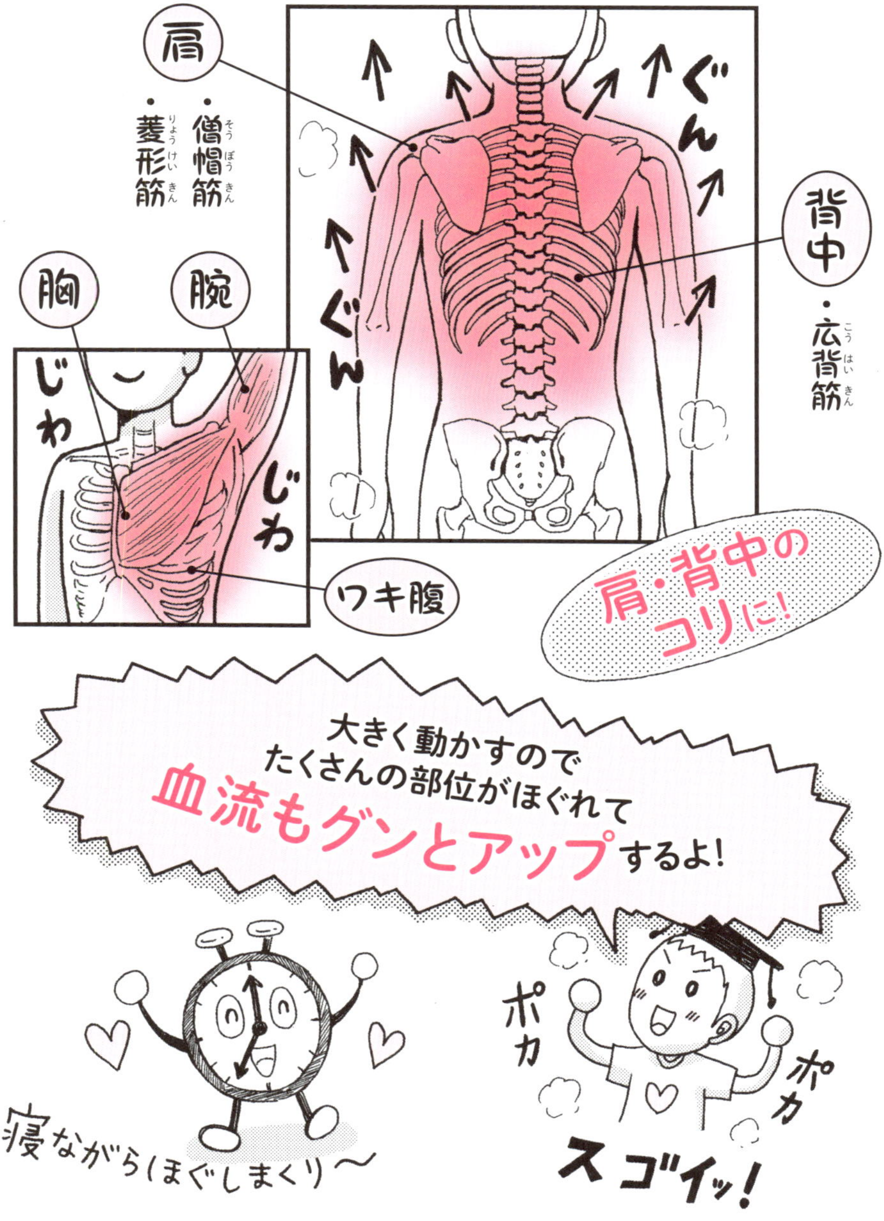
肩
・僧帽筋《そうぼうきん》
・菱形筋《りょうけいきん》
ぐん
ぐん
背中
・広背筋《こうはいきん》
胸
腕
じわ
じわ
ワキ腹
肩・背中のコリに!
大きく動かすので
たくさんの部位がほぐれて
血流もグンとアップするよ!
寝ながらほぐしまくり〜
ポカ
ポカ
スゴイッ!

オマケほぐし技

気持ちいいところで
腕を止めて
手でドアノブをひねるように
ゆっくり腕をねじる

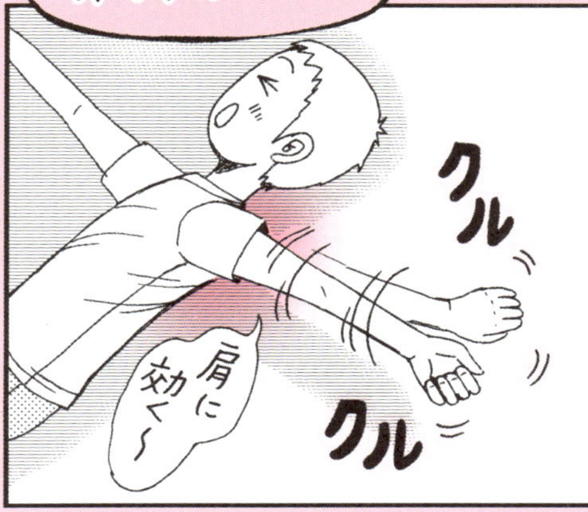

崎田レポ

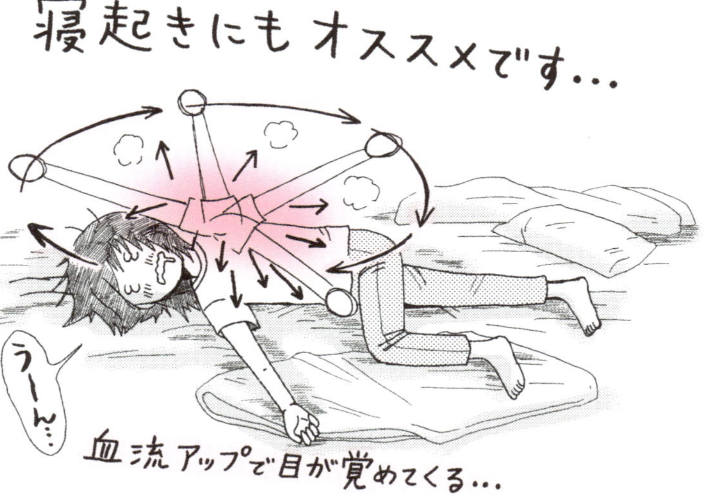

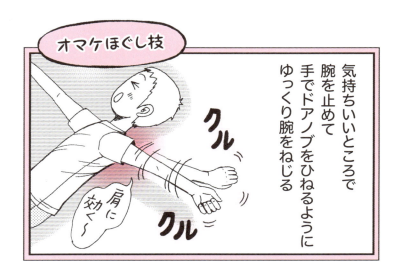

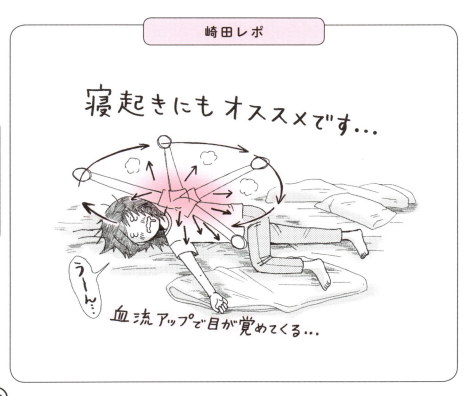

【子どものポーズ アレンジ】

ずぼらヨガ1巻より

オススメ簡単☆アレンジ

※『ずぼらヨガ』
1巻p44参照

基本動作

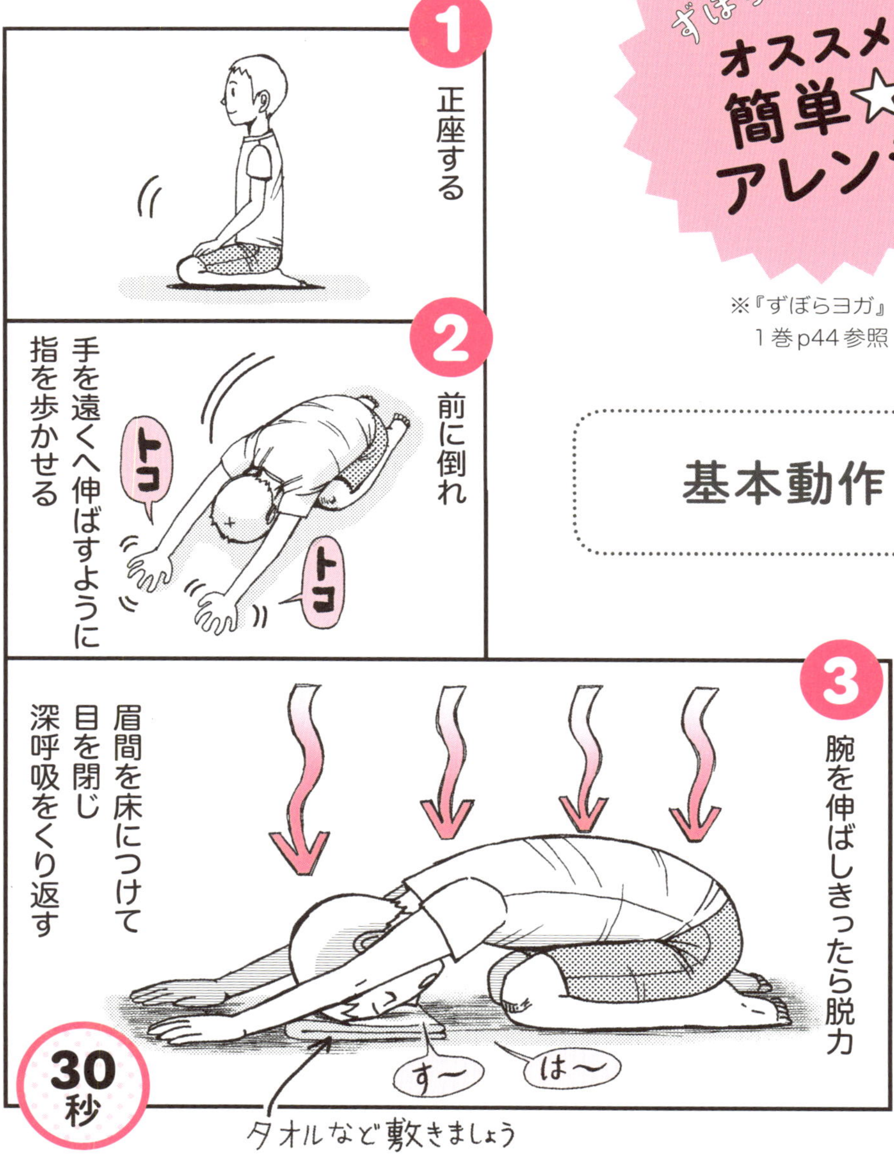
1
正座する
2
前に倒れ
手を遠くへ伸ばすように指を歩かせる
トコ
トコ
3
腕を伸ばしきったら脱力
眉間を床につけて目を閉じ深呼吸をくり返す
す～
は～
30秒
タオルなど敷きましょう

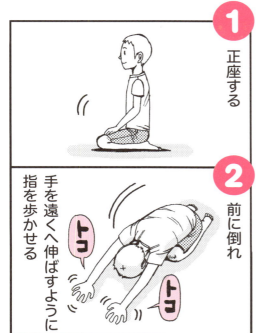

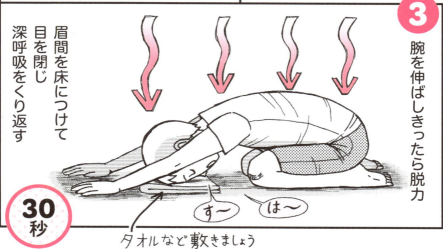

も〜っと！ ほぐれるアレンジ

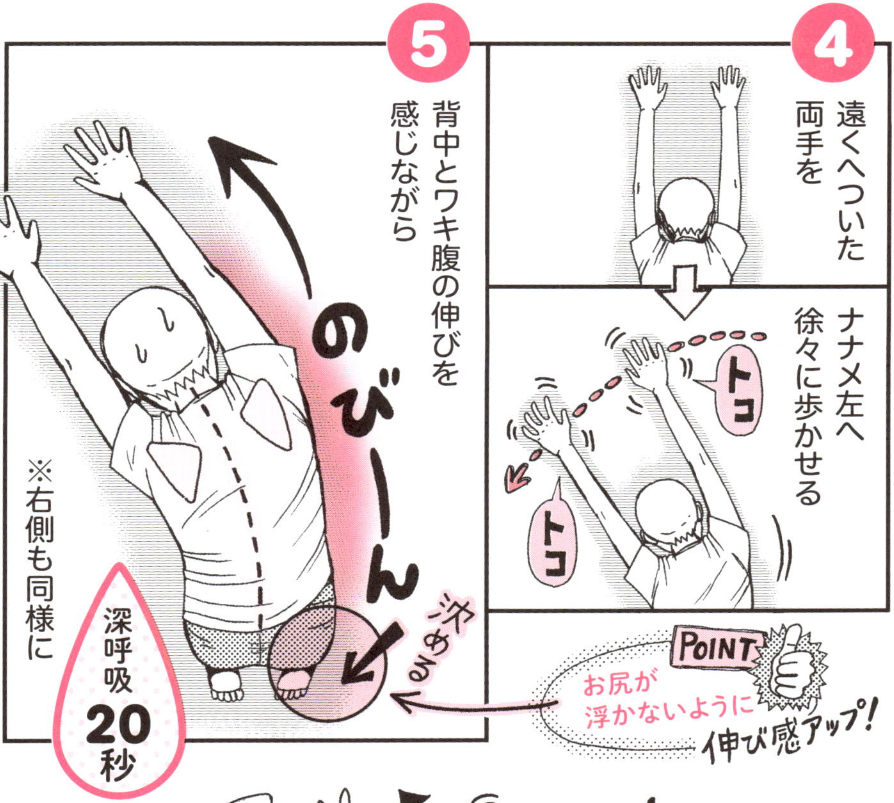

最後に3の姿勢でお尻をゆっくり左右に振ると

背中と腰がよりゆるみます

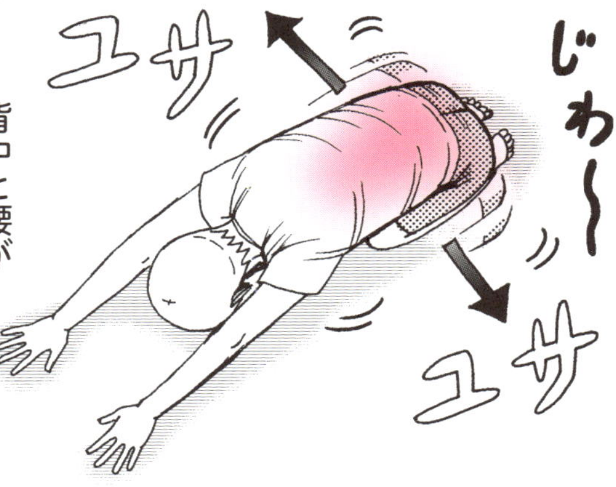

道具を使って 寝るだけ 超リラックス技

脳と神経を休ませよう
お休み専門ヨガ

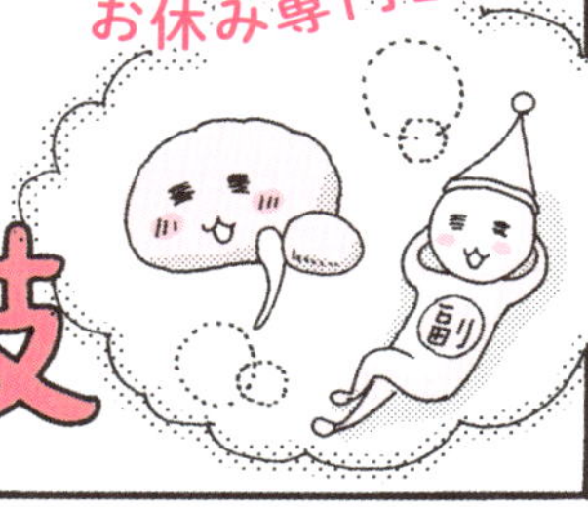
副

リストラティブヨガのススメ

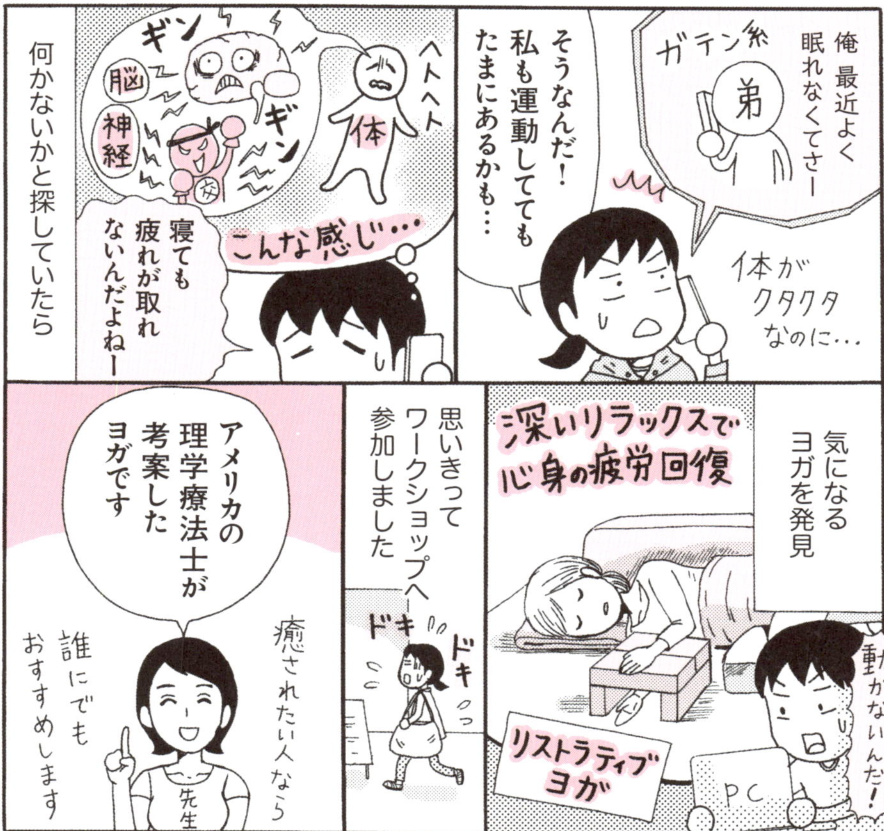
俺 最近よく 眠れなくてさー
ガテン系
弟
体が クタクタ なのに…
そうなんだ! 私も運動してても たまにあるかも…
ヘトヘト
体
ギン
脳
神経
ギン
交
こんな感じ…
寝ても 疲れが取れ ないんだよねー
何かないかと探していたら
気になる ヨガを発見
深いリラックスで 心身の疲労回復
リストラティブ ヨガ
PC
動かないんだ!
思いきって ワークショップへ 参加しました
ドキ
ドキ
アメリカの 理学療法士が 考案した ヨガです
癒されたい人なら 誰にでも おすすめします
先生

語源 ※Restore(リストア)=回復させる

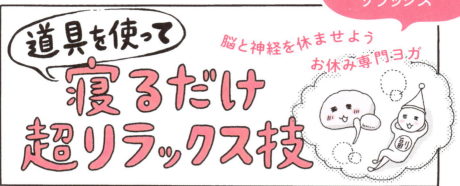

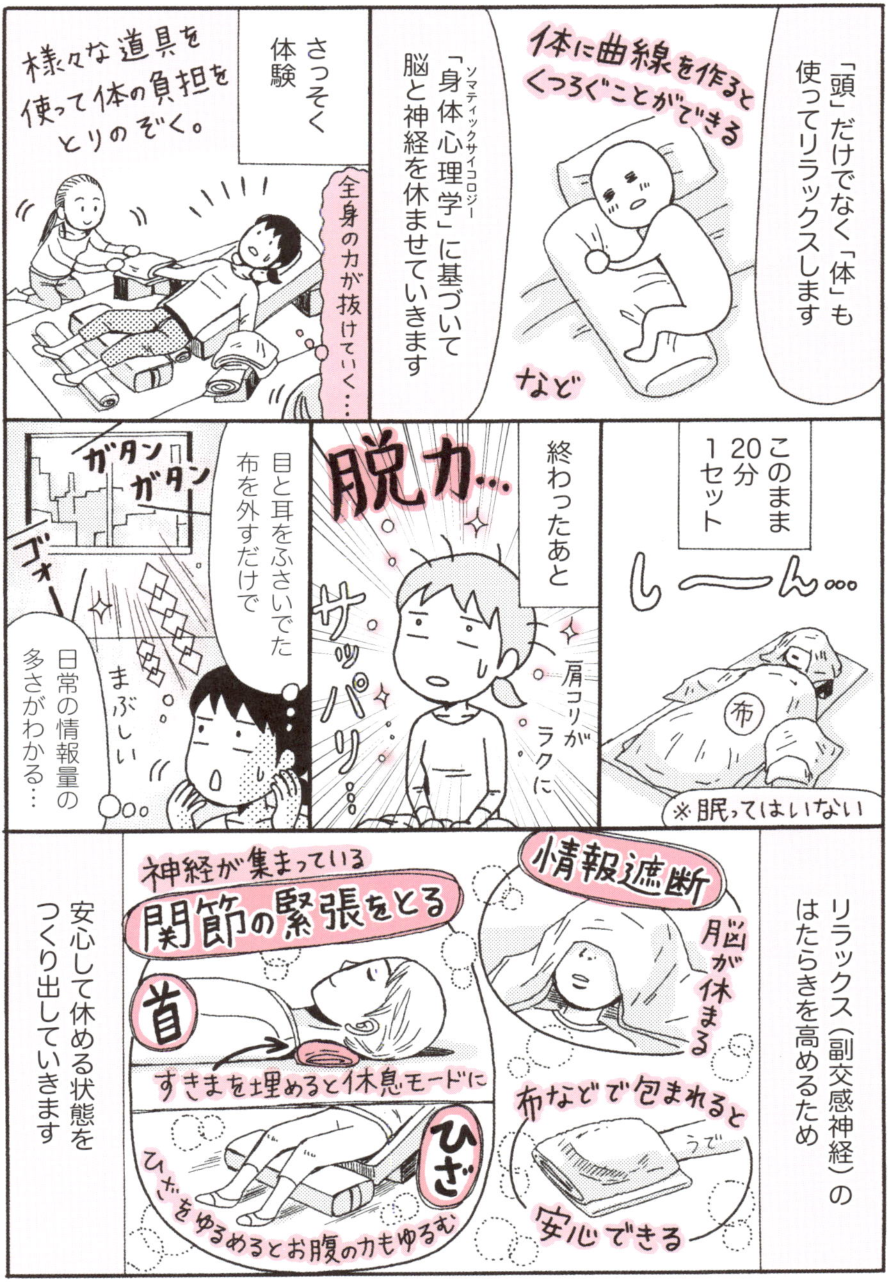
「頭」だけでなく「体」も使ってリラックスします
体に曲線を作るとくつろぐことができる
など
「身体心理学《ソマティックサイコロジー》」に基づいて脳と神経を休ませていきます
さっそく体験
様々な道具を使って体の負担をとりのぞく。
全身の力が抜けていく…
このまま20分1セット
しーん…
布
※眠ってはいない
終わったあと
脱力…
サッパリ…
肩コリがラクに
目と耳をふさいでた布を外すだけで
ガタン
ガタン
ゴォー
まぶしい
日常の情報量の多さがわかる…
リラックス（副交感神経）のはたらきを高めるため
神経が集まっている
関節の緊張をとる
首
すきまを埋めると休息モードに
ひざ
ひざをゆるめるとお腹の力もゆるむ
情報遮断
脳が休まる
布などで包まれると
うで
安心できる
安心して休める状態をつくり出していきます

※いろんなポーズがありました

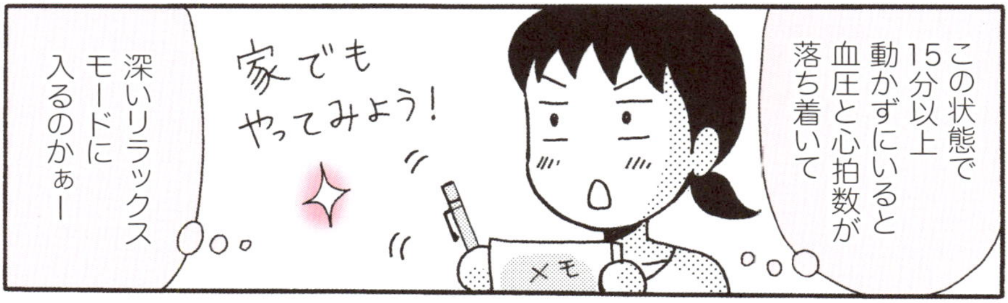

簡単 おうちでできる! リストラティブヨガ レシピ

【用意するもの】

材料
- バスタオル…3枚
- 普通のタオル…1枚
- 枕か横長のクッション…1つ
- 目覚ましタイマー

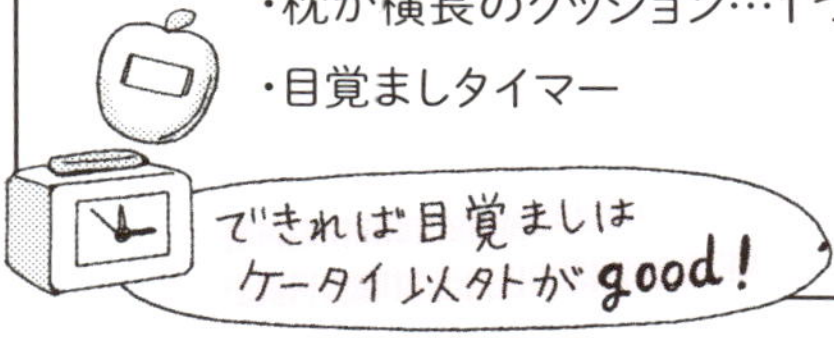

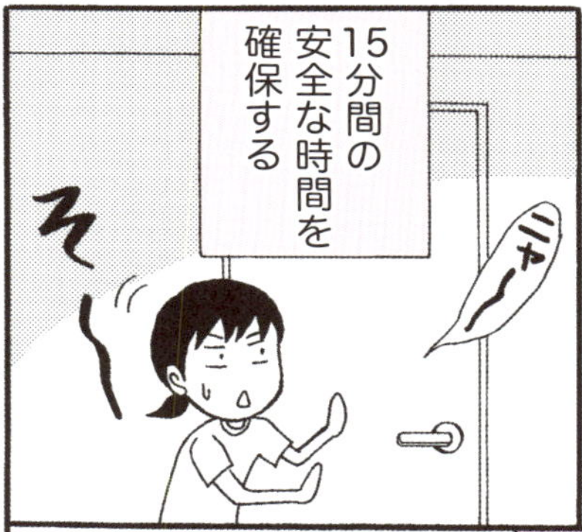

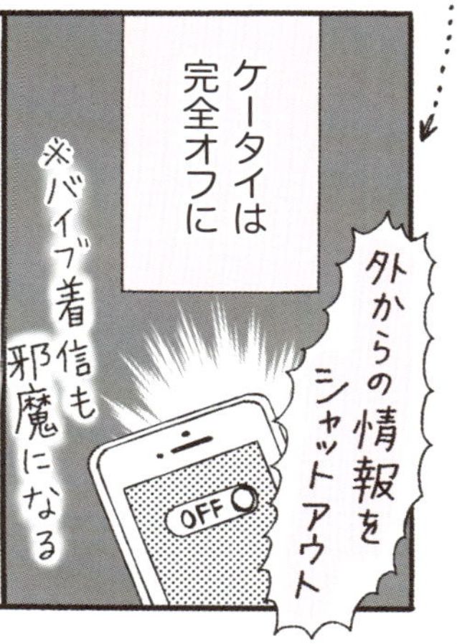

左ページのセッティングをしてから脱力の準備

1 首ほぐし

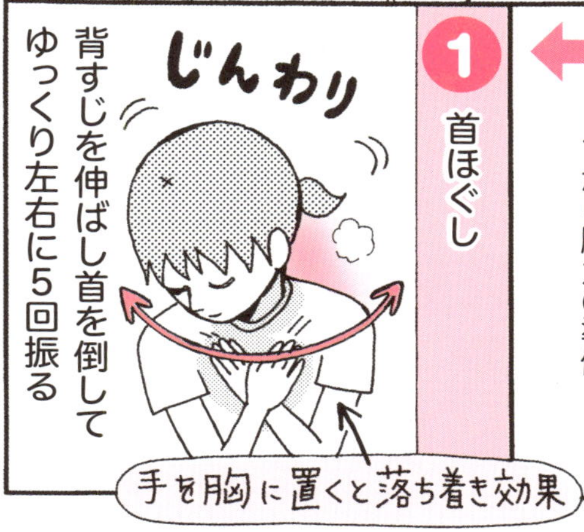

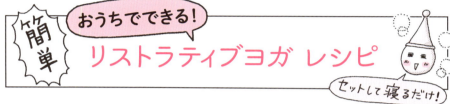

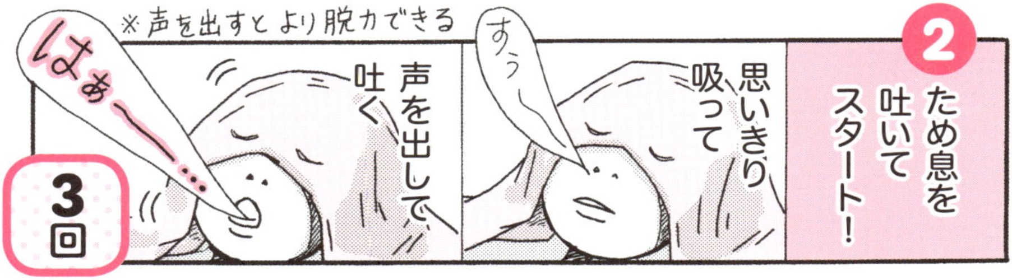
2
ため息を吐いてスタート！
思いきり吸って
すぅ
声を出して吐く
はぁ〜〜…
※声を出すとより脱力できる
3回

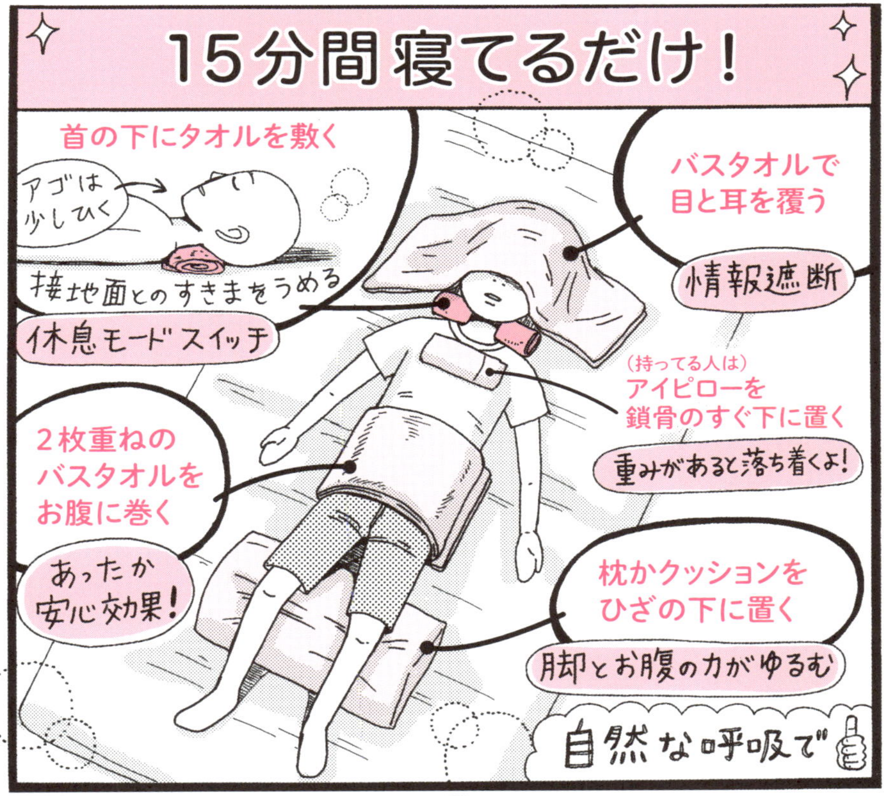
15分間寝てるだけ！
首の下にタオルを敷く
アゴは少しひく
接地面とのすきまをうめる
休息モードスイッチ
バスタオルで目と耳を覆う
情報遮断
(持ってる人は)アイピローを鎖骨のすぐ下に置く
重みがあると落ち着くよ！
2枚重ねのバスタオルをお腹に巻く
あったか安心効果！
枕かクッションをひざの下に置く
脚とお腹の力がゆるむ
自然な呼吸で

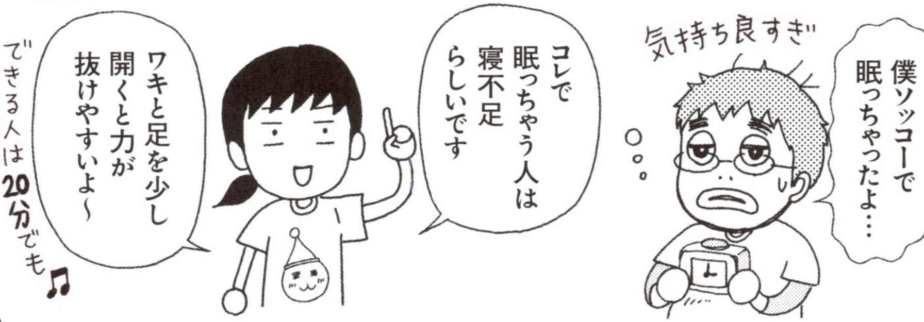
僕ソッコーで眠っちゃったよ…
気持ち良すぎ
コレで眠っちゃう人は寝不足らしいです
ワキと足を少し開くと力が抜けやすいよ〜
できる人は20分でも♪

自律神経を整えるために工夫してること

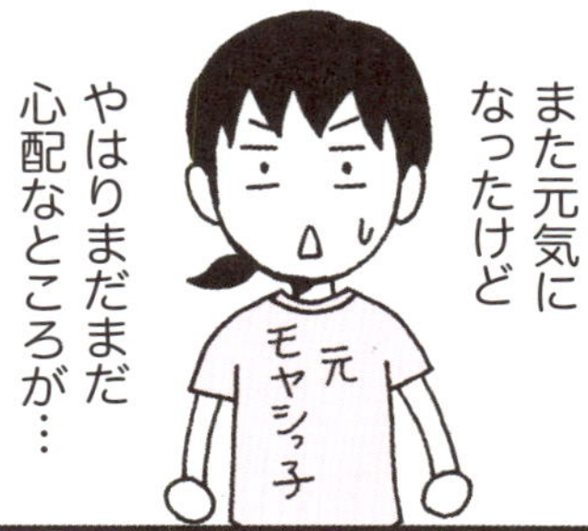
また元気に
なったけど
やはりまだまだ
心配なところが…
元モヤシっ子

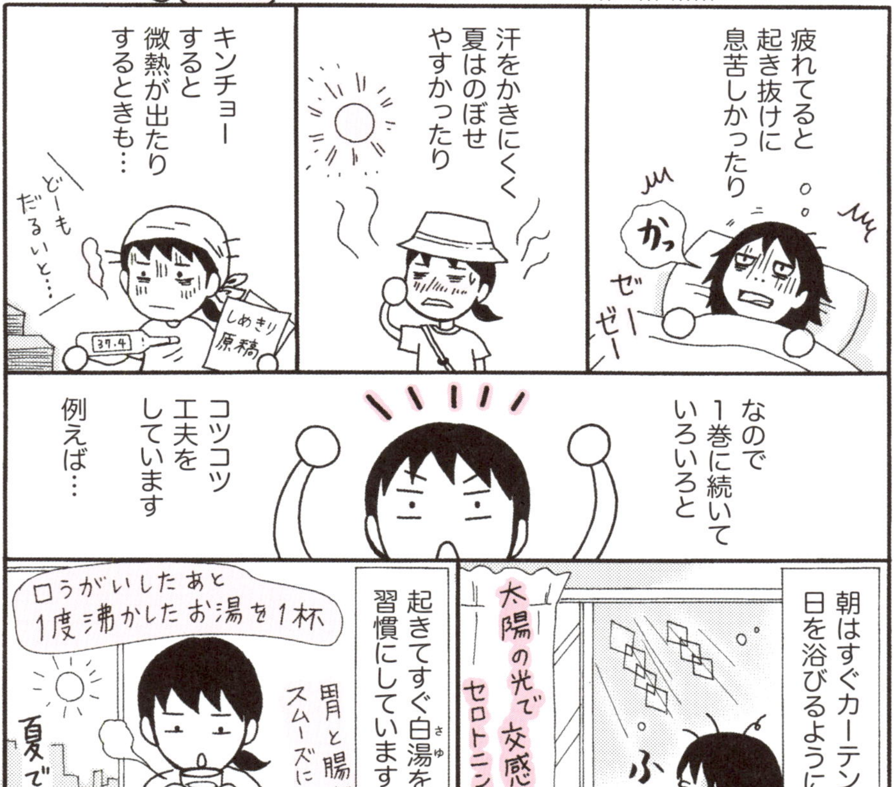
疲れてると
起き抜けに
息苦しかったり
かっ
ゼー
ゼー
汗をかきにくく
夏はのぼせ
やすかったり
キンチョー
すると
微熱が出たり
するときも…
どーも
だるいと…
しめきり
原稿
37.4
なので
1巻に続いて
いろいろと
コツコツ
工夫を
しています
例えば…
朝はすぐカーテンを開けて
日を浴びるようにしていたり
ふぁー
太陽の光で交感神経ON
セロトニン分泌も。
くもり・雨でも
窓を開けてリフレッシュ!
起きてすぐ白湯《さゆ》を飲むのを
習慣にしています
口うがいしたあと
1度沸かしたお湯を1杯
胃と腸が
スムーズにはたらきだす。
夏でも冬でも。

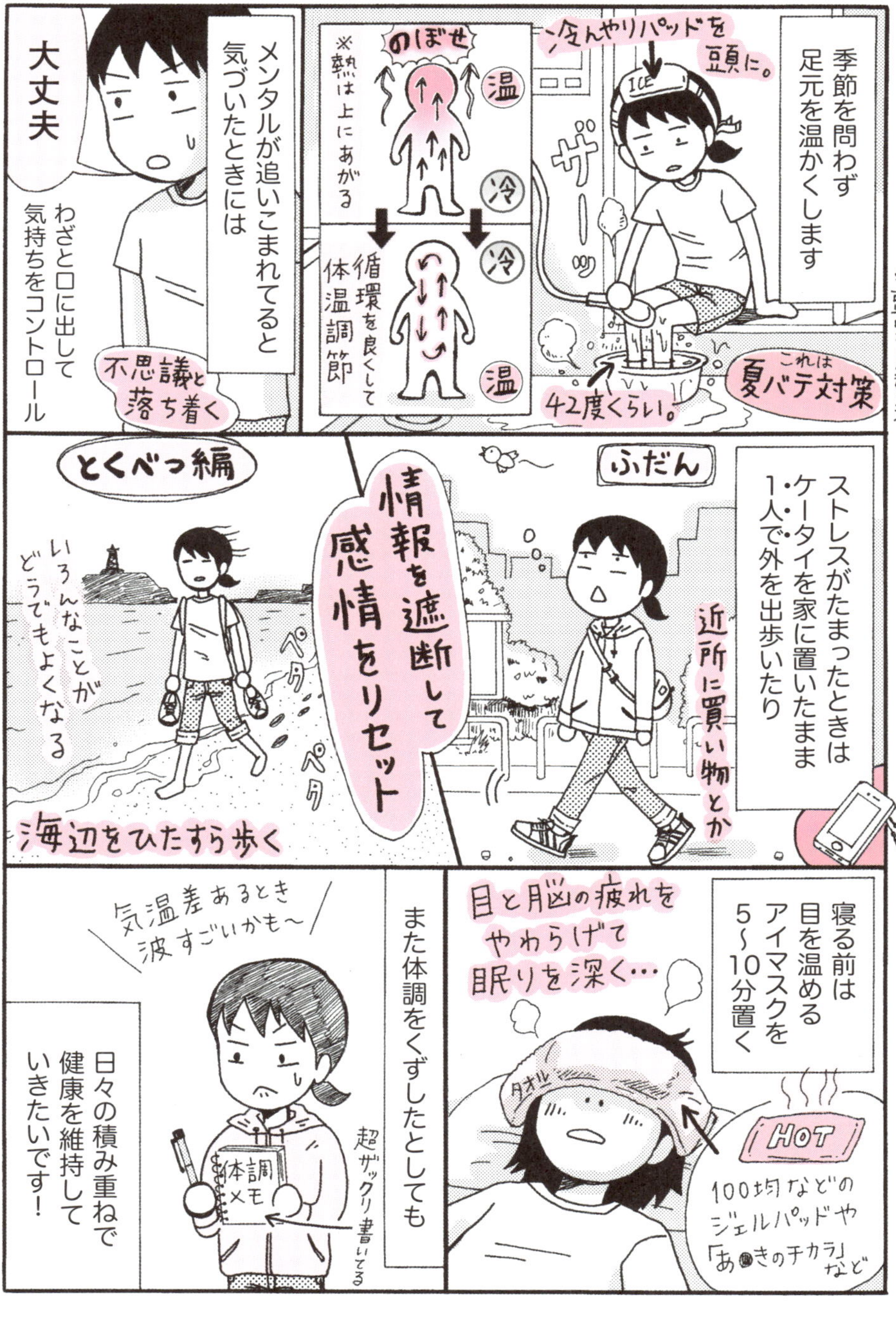
季節を問わず
足元を温かくします
冷んやりパッドを頭に。
ICE
ザーッ
42度くらい。
これは
夏バテ対策
※頭寒足熱法
のぼせ
※熱は上にあがる
温
冷
冷
温
循環を良くして
体温調節
メンタルが追いこまれてると
気づいたときには
大丈夫
わざと口に出して
気持ちをコントロール
不思議と
落ち着く
ふだん
ストレスがたまったときは
・ケータイを家に置いたまま
・1人で外を出歩いたり
近所に買い物とか
情報を遮断して
感情をリセット
とくべつ編
いろんなことが
どうでもよくなる
ペタ
ペタ
海辺をひたすら歩く
寝る前は
目を温める
アイマスクを
5～10分置く
目と脳の疲れを
やわらげて
眠りを深く…
タオル
HOT
100均などの
ジェルパッドや
「あ●きのチカラ」など
また体調をくずしたとしても
気温差あるとき
波すごいかも～
体調
メモ
超ザックリ書いてる
日々の積み重ねで
健康を維持して
いきたいです！

家族が増えました。

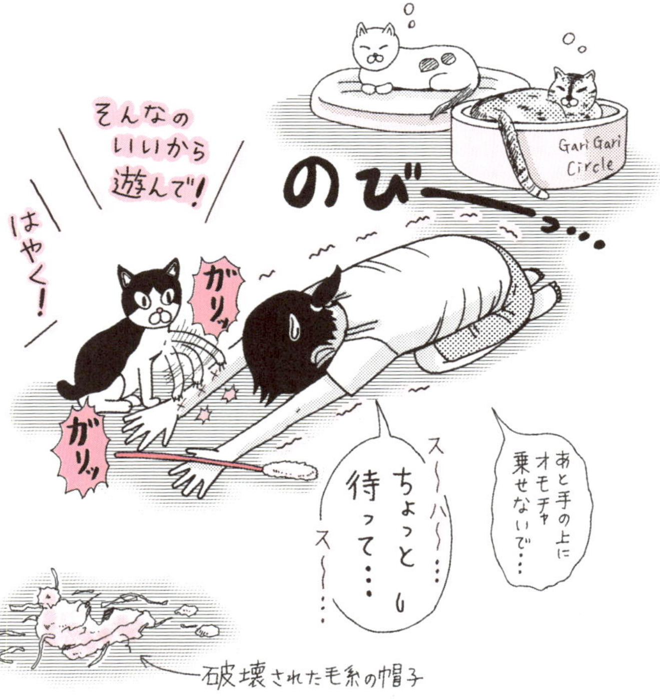
Gari Gari Circle
のび～～っ…
そんなのいいから遊んで!
はやく!
ガリッ
ガリッ
あと手の上にオモチャ乗せないで…
ちょっと待って…
ス～ハ～…ス～…
破壊された毛糸の帽子

④章

朝・昼・夜
おすすめ
メニュー

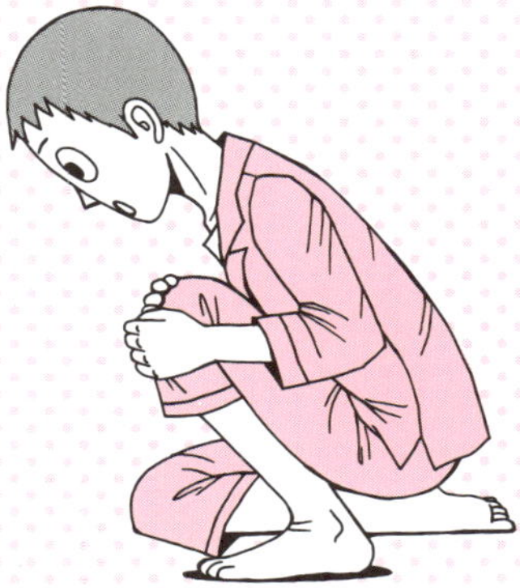

朝メニュー

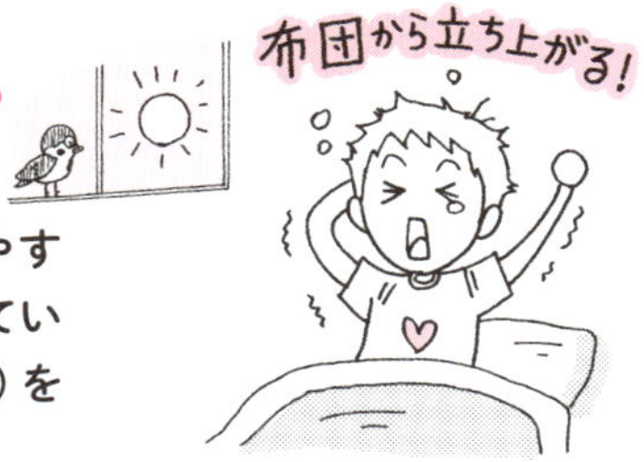

布団から立ち上がる!

起きたばかりの体は筋肉も血流もおやすみモード。全身の血流を徐々によくしていくポーズで、交感神経(やる気モード)を刺激し、体を目覚めさせて!

1 時計の針のポーズ

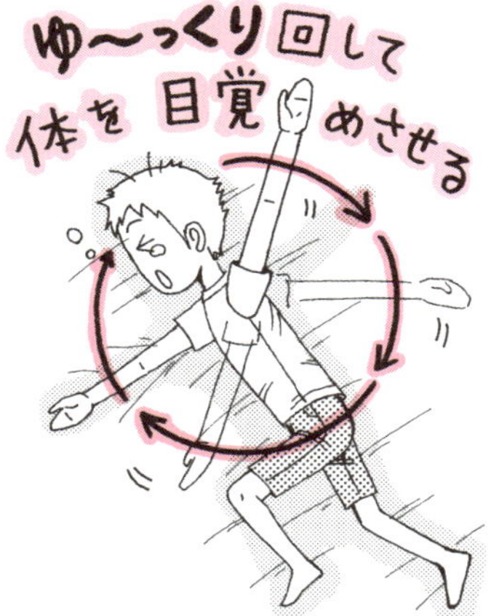

ゆ〜っくり回して
体を目覚めさせる

布団に寝たまま横を向いて、ゆっくりと腕を回していこう。上半身への血流がよくなり、新しい酸素がだんだん全身へと流れ始める。

やり方→ p.92 へ!

2 子どものポーズ

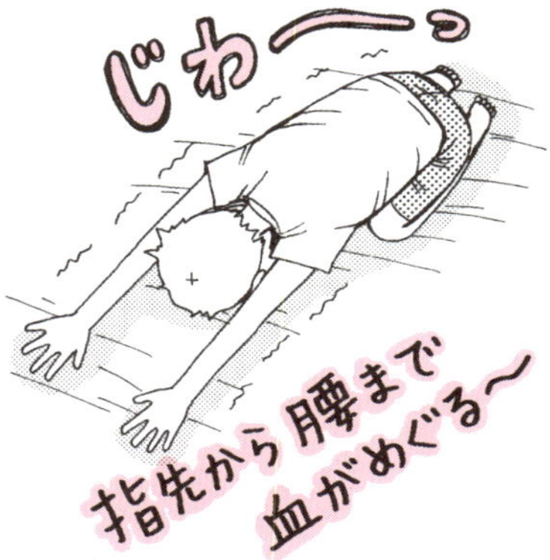

じわ〜〜っ
指先から腰まで
血がめぐる〜

正座をしたまま上半身を前に倒し、腕を伸ばして腕・背中・腰の筋肉をじっくり伸ばす。腰まわりにも血がめぐり出す。

やり方→ p.96 へ!

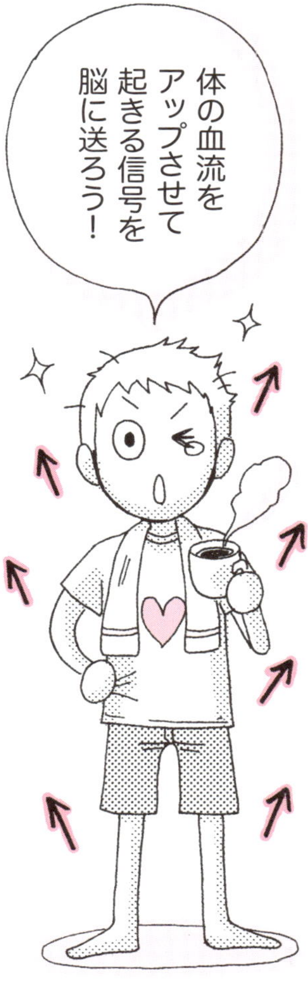
体の血流を
アップさせて
起きる信号を
脳に送ろう！

3

考える人
のポーズ

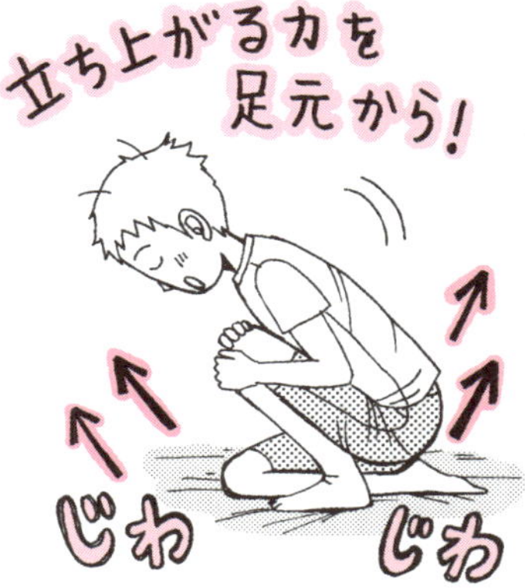
立ち上がる力を
足元から！
じわ
じわ

「第二の心臓」ふくらはぎをストレッチして、足の筋肉と血流を目覚めさせせよう！　起きたては体が硬いので、ゆっくりと様子をみながら。（慣れていない人はp66がオススメ）

やり方→ **p.64, 66** へ！

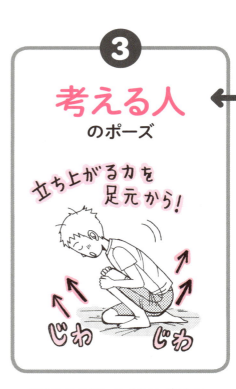

昼メニュー

疲れがたまりやすい背中を中心に、
サビをリセットして、血流をアップさせる。
リフレッシュポーズで心と体を
軽やかにして、後半戦を乗りきろう!

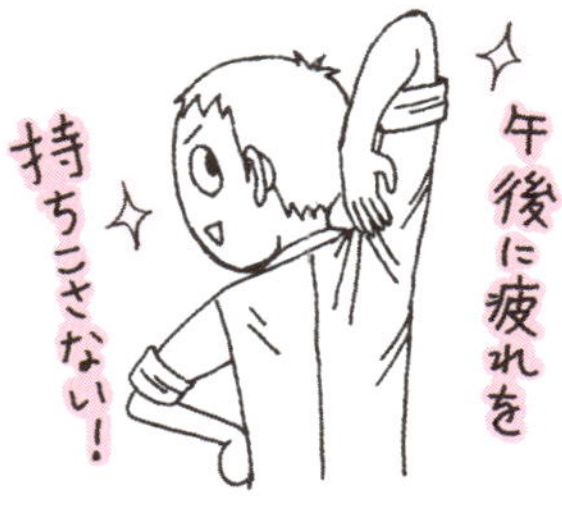
午後に疲れを
持ちこさない!

1 ほかけ船のポーズ

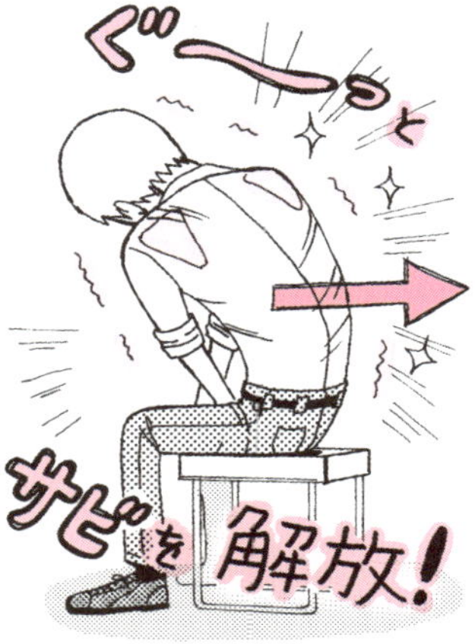
ぐ〜〜っと
サビを解放!

手でイスをつかむことで肩甲骨がロックされ、背中上部の筋肉を存分にストレッチできるポーズ。たまり始めたサビを解放。疲れを午後に持ちこさない!

やり方→ p.20 へ!

2 も〜っとずぼら 壁ストレッチ

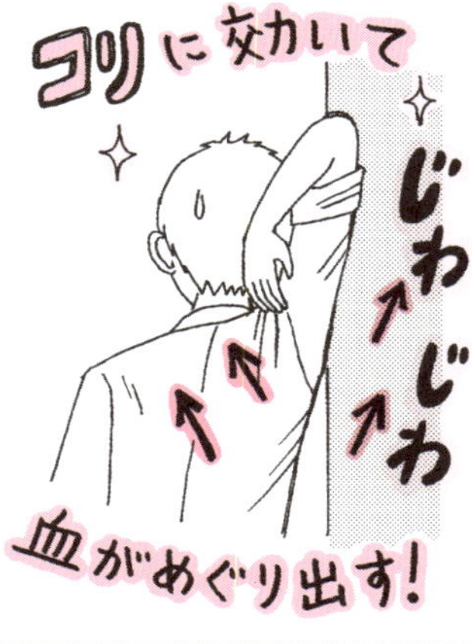
コリに効いて
じわじわ
血がめぐり出す!

壁の力を使って「肩・腕・ワキ」をパワフルにストレッチ。日常生活では伸ばさない部位をほぐして血流をアップさせるので、日中の体のリフレッシュに最適!

やり方→ p.54 へ!

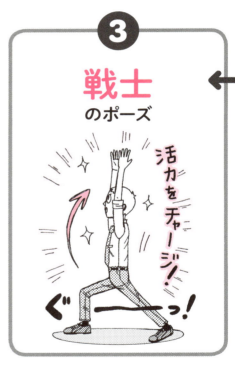

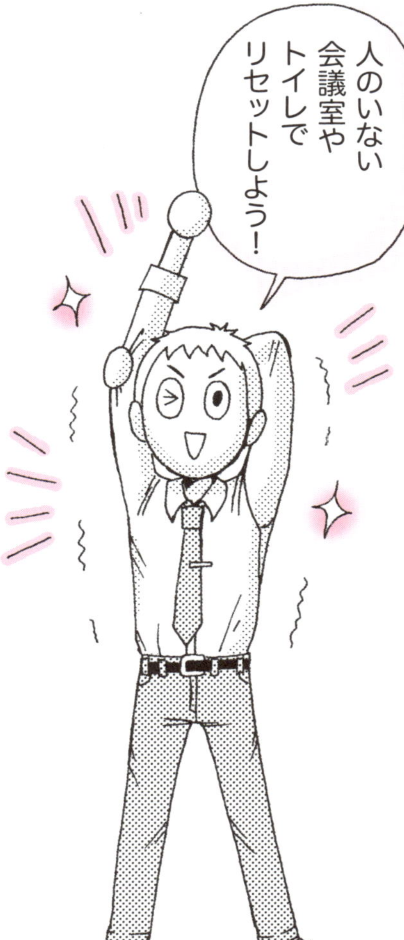
人のいない会議室やトイレでリセットしよう！

3

戦士
のポーズ

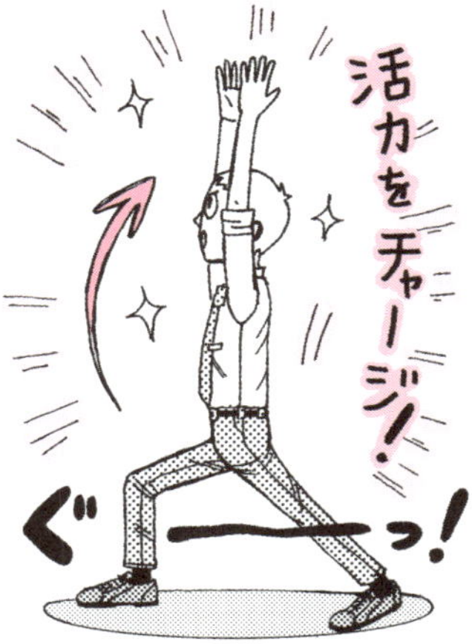

下半身の筋肉を力強く使うと、全身にパワーがみなぎっていく。さらに腕をあげる動作で、午後へのやる気を前向きチャージ！
（p63のイスを使って行う方法でもgood！）

やり方→ p.60 へ！

夜メニュー

1日がんばった体のストレスを
ゆるめよう。コリをほぐして
内臓の血流もスムーズに。
副交感神経を優位にしてよい眠りを。

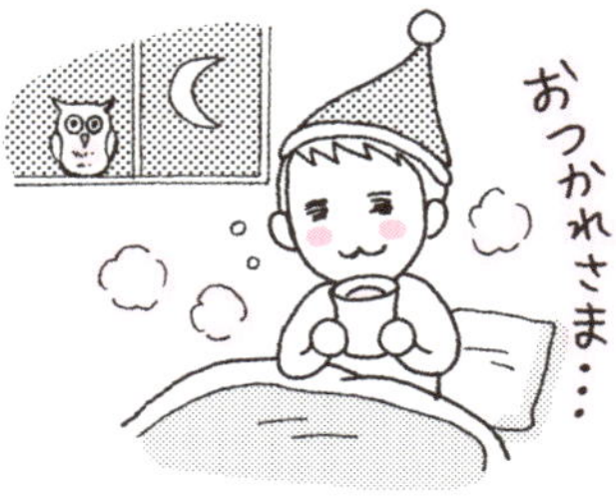
おつかれさま…

1 時計の針のポーズ

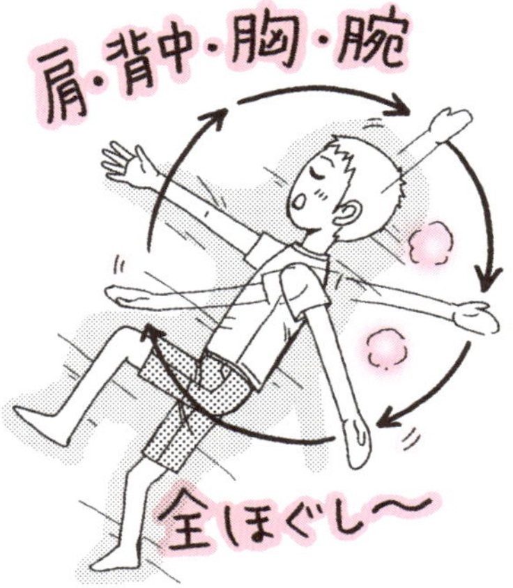
肩・背中・胸・腕
全ほぐし〜

上腕の骨には胸と背中の大きな筋肉がつながっている。腕を大きく回すことで、肩・胸・背中、上半身にたまった疲れと緊張を取り除いていこう。

やり方→ **p.92** へ！

2 ガス抜きのポーズ

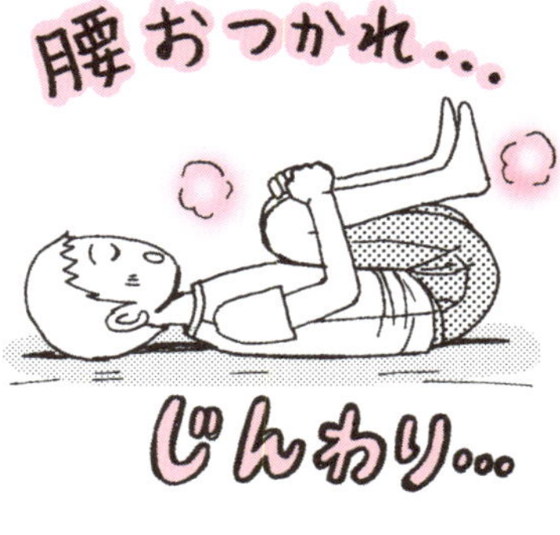
腰おつかれ…
じんわり…

1日中体を支えてくれた腰をじっくりケア。深呼吸を重ねていくことで、骨盤まわりや内臓の血流をやさしく促してくれる。

やり方→ **p.82** へ！

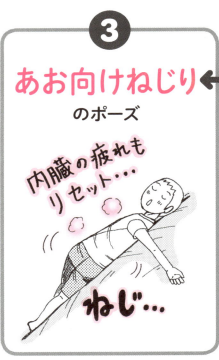

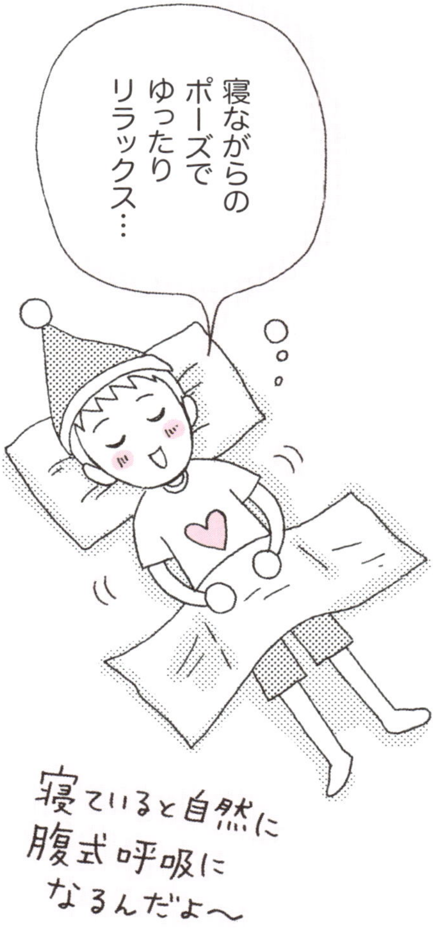
寝ながらの
ポーズで
ゆったり
リラックス…
寝ていると自然に
腹式呼吸に
なるんだよ〜

3

あお向けねじり のポーズ

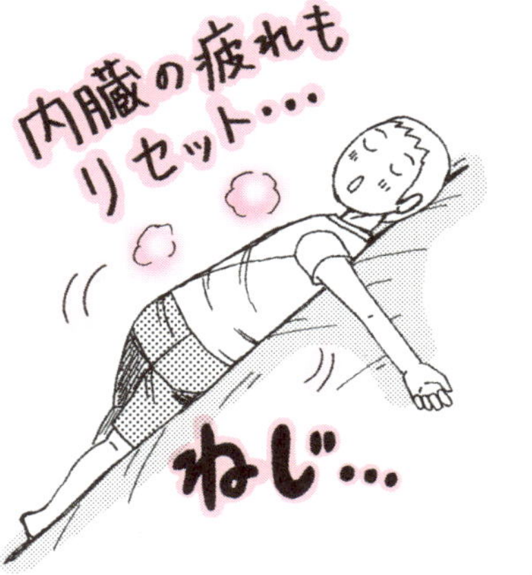
内臓の疲れも
リセット…
ねじ…

背骨全体をじっくりとツイストする、自律神経にやさしいポーズ。内臓と背中まわりの筋肉の緊張をゆるめて、心も体も「おやすみモード」へ。

やり方→ **p.86** へ!

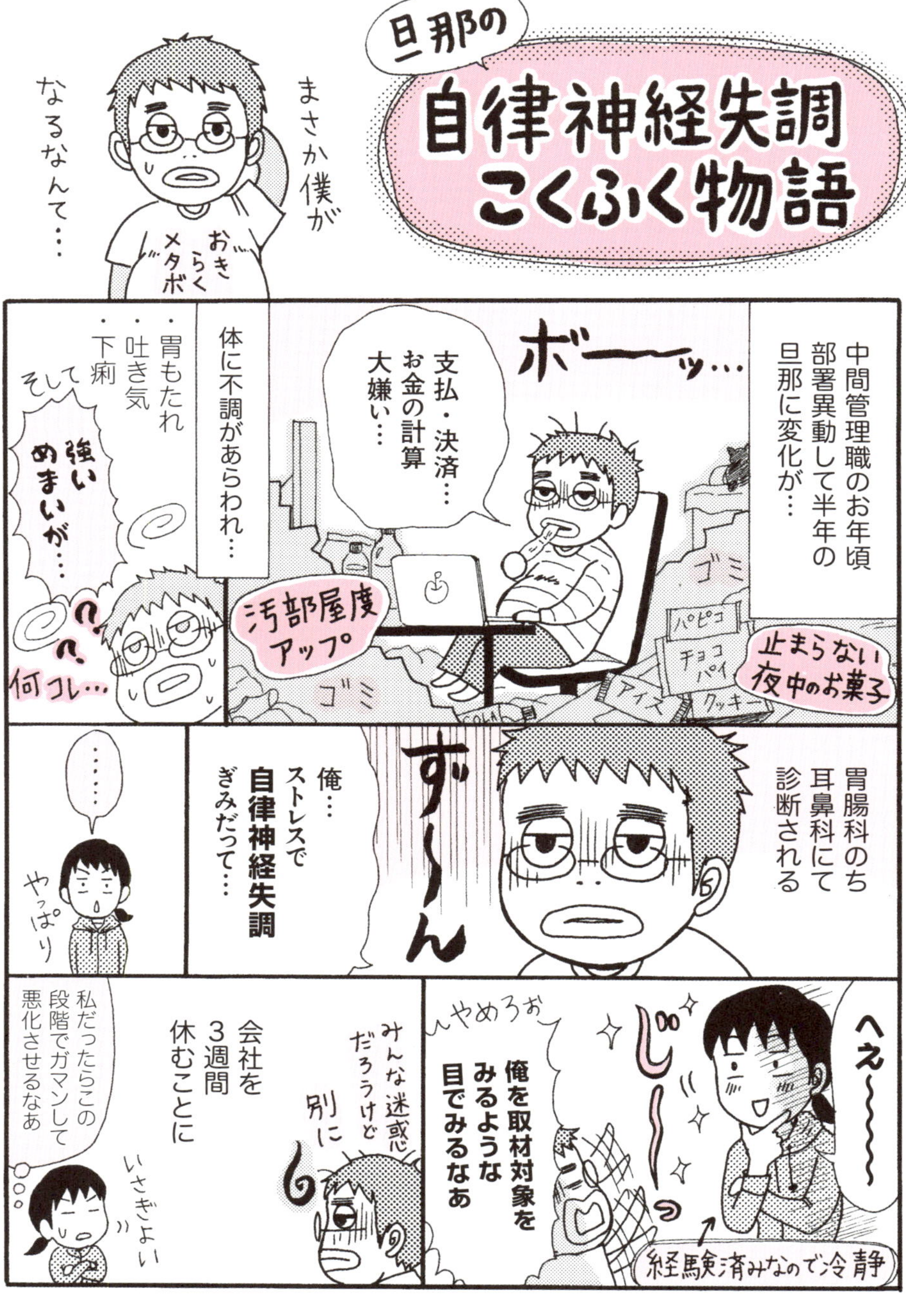
旦那の
自律神経失調こくふく物語
まさか僕が
なるなんて…
おきらくメタボ
中間管理職のお年頃
部署異動して半年の
旦那に変化が…
ボーーッ…
支払・決済…
お金の計算
大嫌い…
止まらない
夜中のお菓子
パピコ
チョコパイ
アイス
クッキー
ゴミ
汚部屋度アップ
ゴミ
体に不調があらわれ…
・胃もたれ
・吐き気
・下痢
そして
強いめまいが…
??
何コレ…
胃腸科のち
耳鼻科にて
診断される
ずーん
俺…
ストレスで
自律神経失調
ぎみだって…
……
やっぱり
へえ〜〜〜〜
じーっ
いやめろぉ
俺を取材対象を
みるような
目でみるなぁ
経験済みなので冷静
会社を
3週間
休むことに
みんな迷惑
だろうけど
別に
私だったらこの
段階でガマンして
悪化させるなぁ
いさぎよい

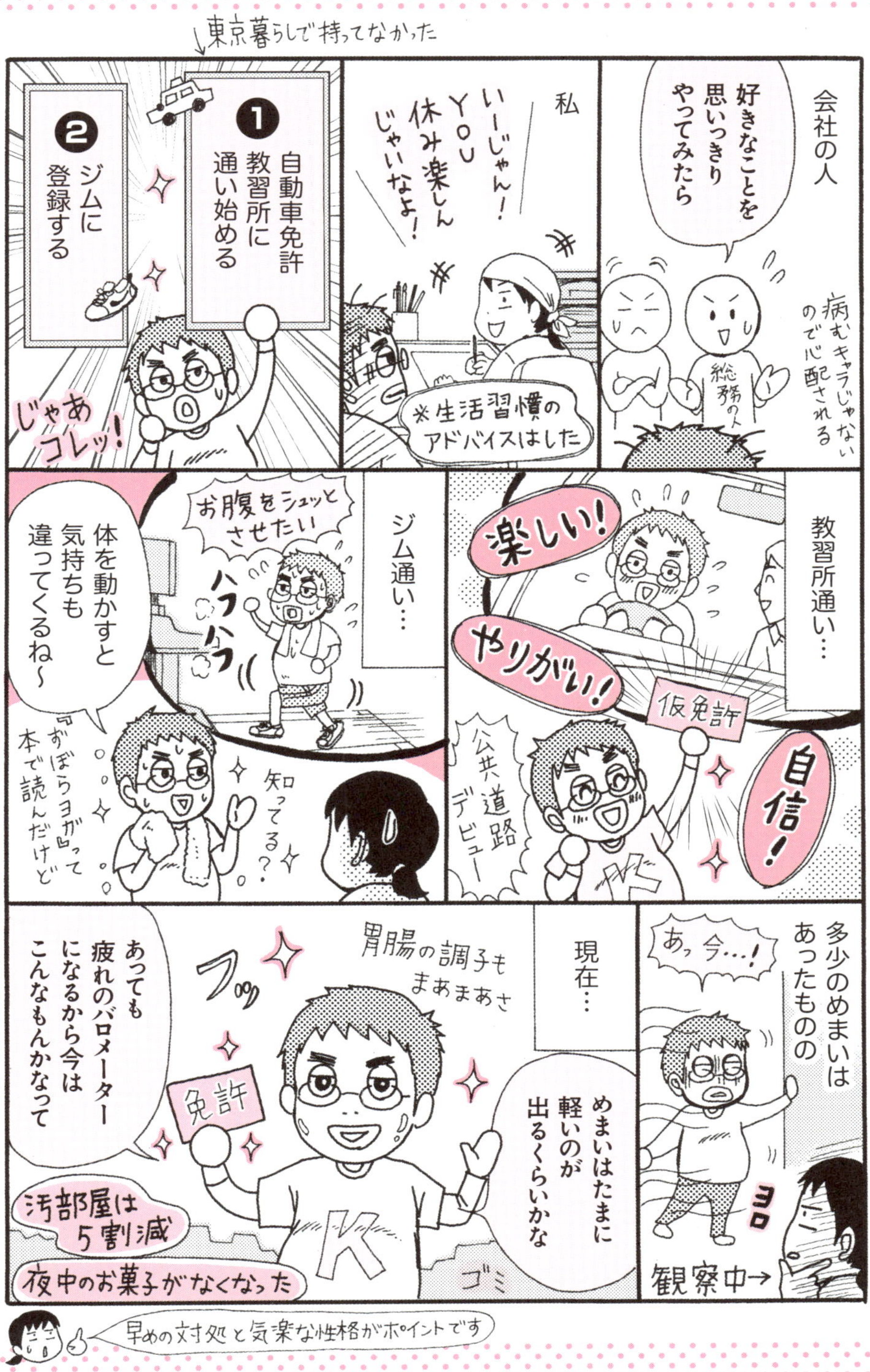
会社の人
好きなことを思いっきりやってみたら
病むキャラじゃないので心配される
総務の人
私
いーじゃん！YOU休み楽しんじゃいなよ！
※生活習慣のアドバイスはした
東京暮らしで持ってなかった
❶自動車免許教習所に通い始める
❷ジムに登録する
じゃあコレッ！
教習所通い…
楽しい！
やりがい！
仮免許
公共道路デビュー
自信！
ジム通い…
お腹をシュッとさせたい
ハフハフ
体を動かすと気持ちも違ってくるね〜
『ずぼらヨガ』って本で読んだけど
知ってる？
多少のめまいはあったものの
あっ今…！
ヨロ
観察中→
現在…
胃腸の調子もまあまあさ
フッ
めまいはたまに軽いのが出るくらいかな
あっても疲れのバロメーターになるから今はこんなもんかなって
免許
汚部屋は5割減
夜中のお菓子がなくなった
ゴミ
早めの対処と気楽な性格がポイントです

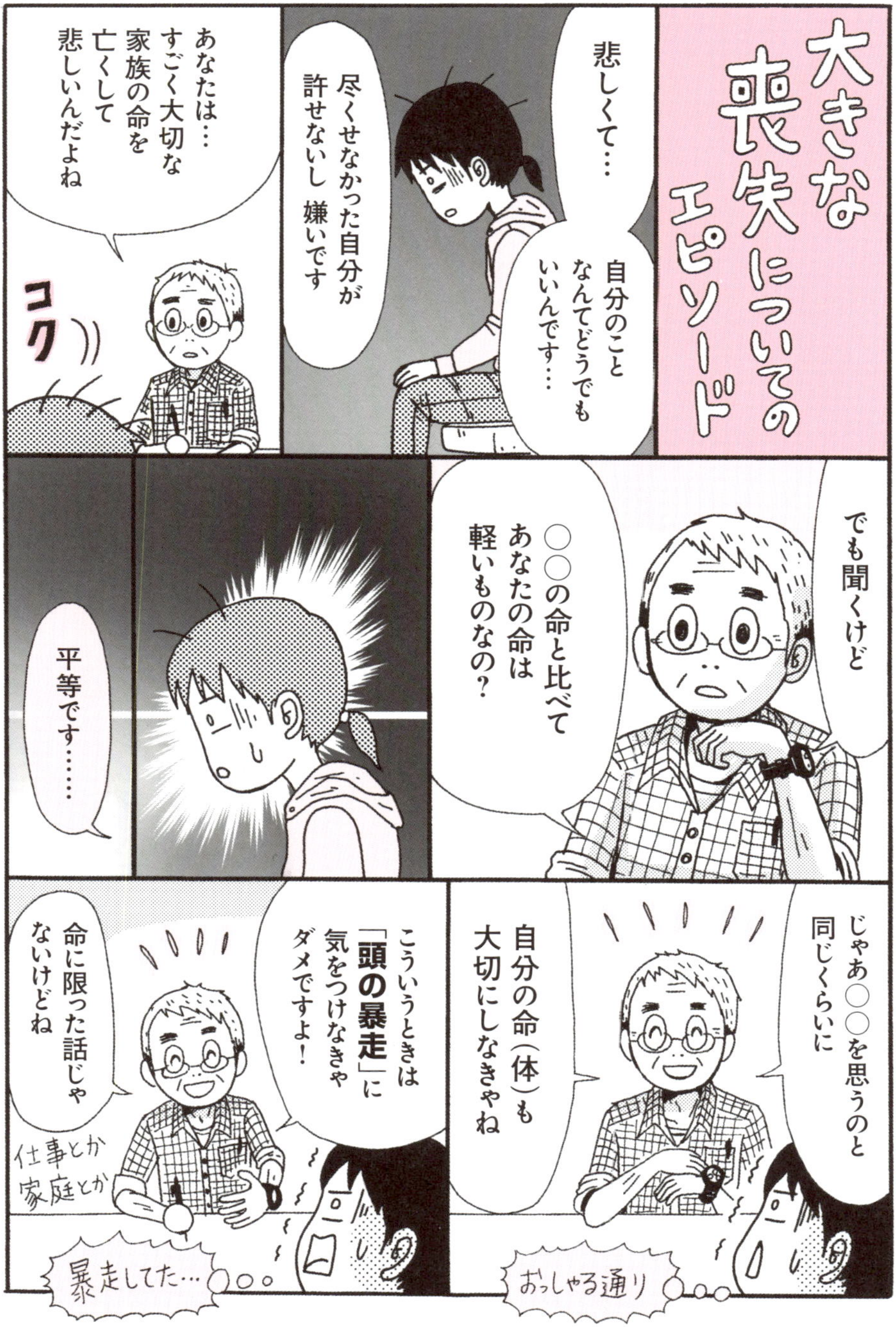
大きな喪失についてのエピソード
悲しくて…
自分のことなんてどうでもいいんです…
尽くせなかった自分が許せないし 嫌いです
あなたは…すごく大切な家族の命を亡くして悲しいんだよね
コク
でも聞くけど
○○の命と比べてあなたの命は軽いものなの？
平等です……
じゃあ○○を思うのと同じくらいに
自分の命（体）も大切にしなきゃね
おっしゃる通り
こういうときは「頭の暴走」に気をつけなきゃダメですよ！
命に限った話じゃないけどね
仕事とか家庭とか
暴走してた…

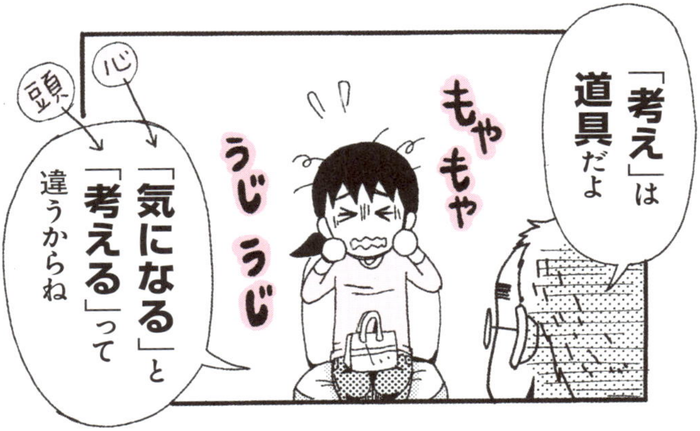
「考え」は道具だよ
もやもや
うじうじ
「気になる」と「考える」って違うからね
心
頭

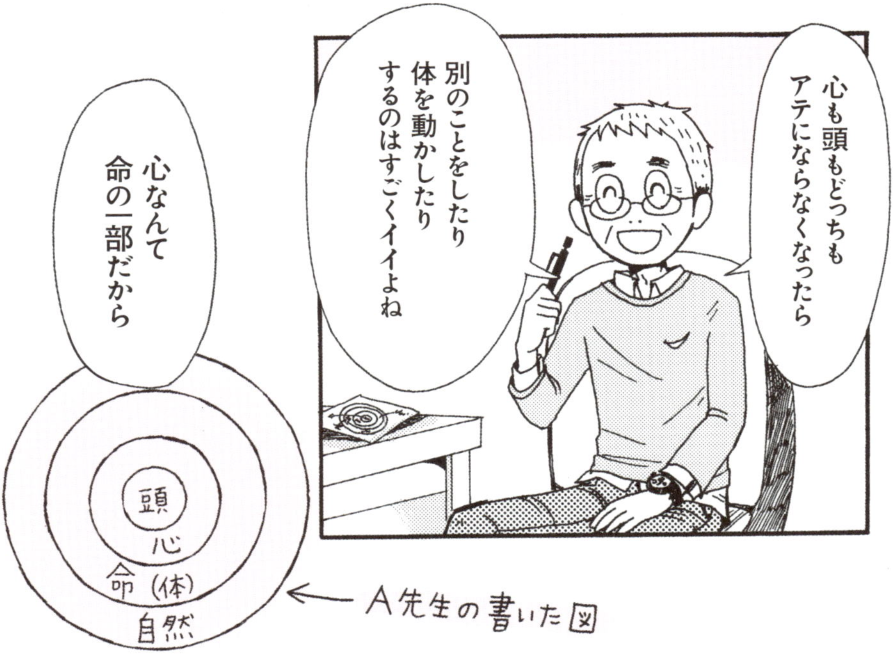
心も頭もどっちもアテにならなくなったら
別のことをしたり体を動かしたりするのはすごくイイよね
心なんて命の一部だから
頭
心
命（体）
自然
A先生の書いた図

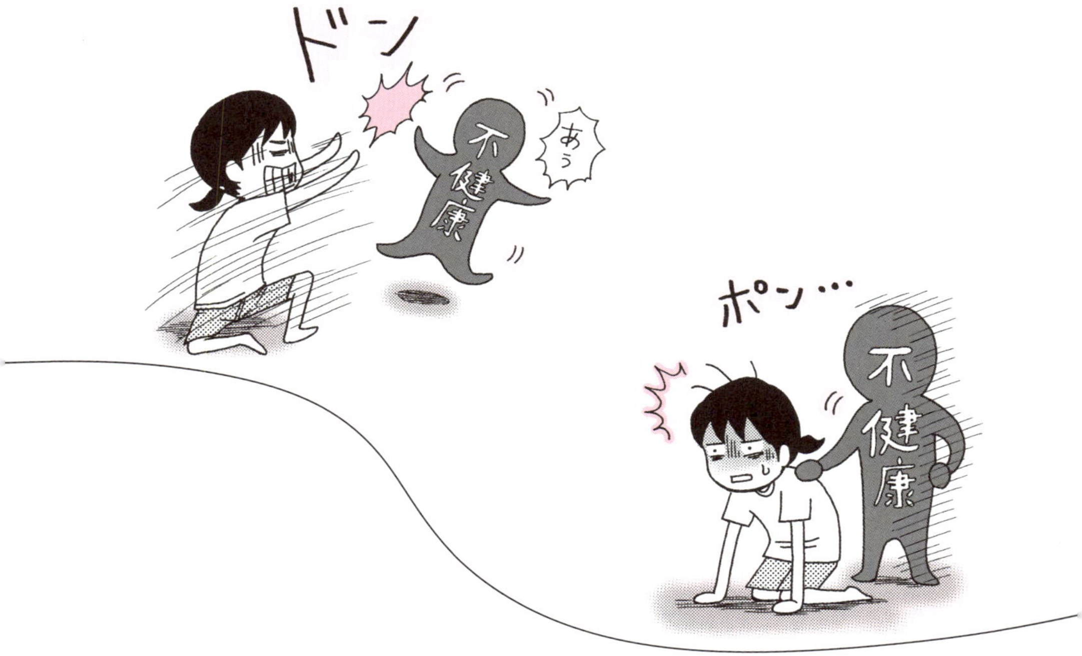
ドーン
あう
不健康
ポン…
不健康

さらに逃げ続けます。

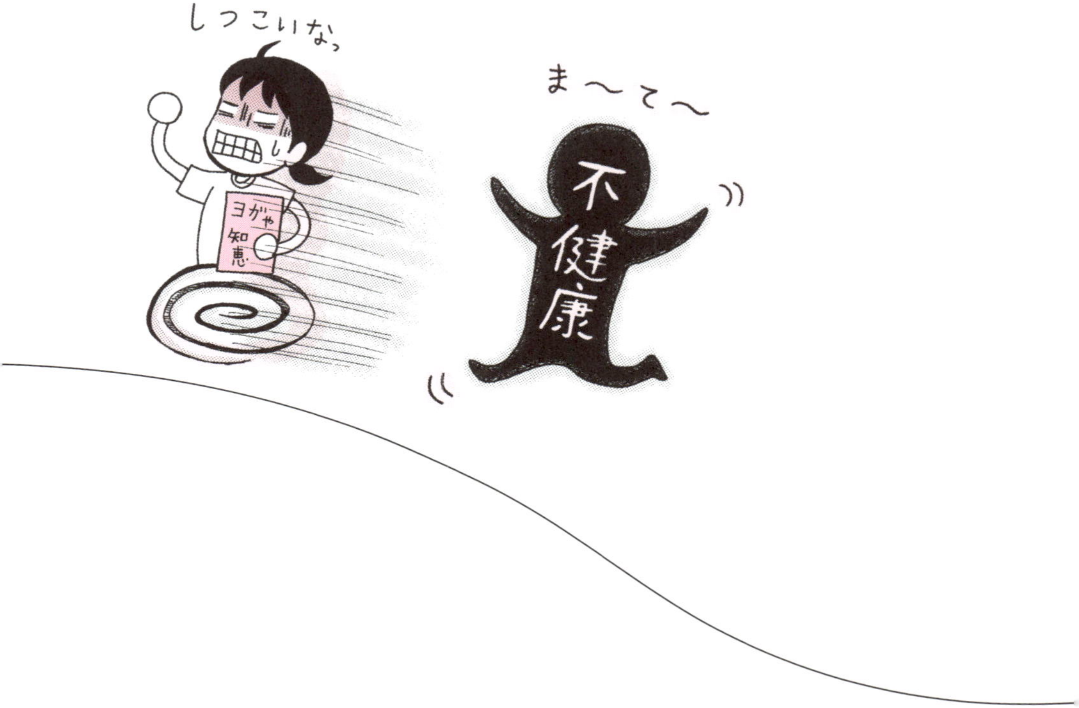

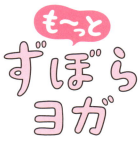

も〜っと
ずぼらヨガ
自律神経
どこでもリセット！

おわりに

この本を手に取ってくださり、ありがとうございます。

前著『ずぼらヨガ』をたくさんの方にお読みいただき、ご感想までいただいて、感謝の気持ちでいっぱいです。そして、第二弾『も〜っと ずぼらヨガ』を出せたことをとてもうれしく思っています！

そんなありがたい状況の中、私は連続して人生の荒波にもまれておりました。いやぁ、本当に続くものなんですね、こういうのって。

正面から立ち向かって解決できるものではないと思い、「体」をできるだけ甘やかすことにしました。おいしいものを食べたり、マッサージに行ったり、海へ行ったり……うれしいことを「体」に重ねていきました。ヨガも無理せず行きたいときに。そうしながら「心」は台風が過ぎ去るのを待ちました。

以前の私だったらこの荒波に猪突猛進して、うつ病をぶり返していたと思います（汗）。少しは自分を俯瞰できるようになったのも、まわりの人たちの助言や支えがあってこそです。

そういえば超荒波期間中も、自然と体を伸ばしたり揺らしたりしていました。少しずつでも体をラクにしていたことで、ストレスをため込み過ぎずに済んだのだなぁと思います。

これも、ずぼらな私でも続けられているヨガのおかげです。元気な自分ってうれしいなぁと改めて思う日々です。

いつかまた、すべてにやる気がなくなってしまうような日が来ても、何度でもやり直せばいいと思っています。

最後に、いつも根気よく面倒をみてくださる担当編集の深川奈々さん、素敵なデザインをしてくださったデザイナーの千葉さん、監修をしてくださった福永先生、この本に携わってくださるすべての方々に感謝いたします。

この本を読んでくれた方に、フッとラクになる時間が一瞬でもいいから訪れればいいなぁと、前著同様いつも思っております。

最後まで読んでくださり、ありがとうございました！

崎田ミナ

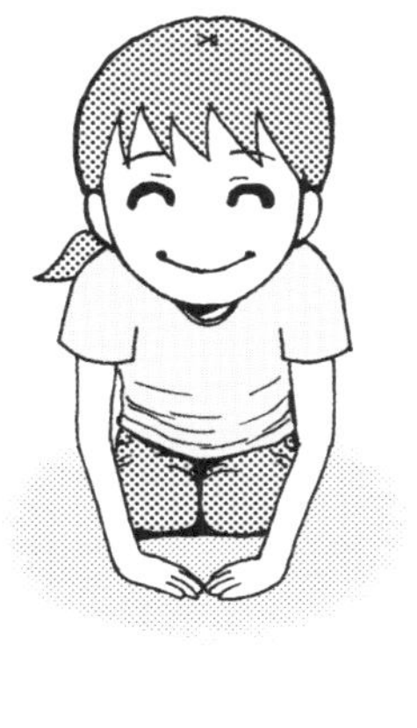

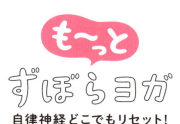

も〜っと ずぼらヨガ

自律神経どこでもリセット!

2018年7月18日　第1刷発行

著者　崎田ミナ

監修　福永伴子

発行者　土井尚道

発行所　株式会社 飛鳥新社
〒101-0003
東京都千代田区一ツ橋2-4-3 光文恒産ビル
03-3263-7770（営業）
03-3263-7773（編集）
http://www.asukashinsha.co.jp

デザイン　千葉慈子（あんバターオフィス）

印刷・製本　中央精版印刷株式会社

ISBN 978-4-86410-617-7

編集担当　深川奈々

著者 **崎田ミナ**（さきた・みな）

イラストレーター、漫画家。群馬県出身。武蔵野美術大学短期大学部グラフィックデザイン科卒業。漫画家業を3年間リタイヤするが、ヨガ通いによって心身の健康を徐々に回復。Webサイト「gooいまトピ」にて連載中のコラムが人気。著書に『自律神経どこでもリセット！　ずぼらヨガ』（飛鳥新社）、『職場で、家で、学校で、働くあなたの疲れをほぐす　すごいストレッチ』（MdN）。

Twitter:@sakitamina

コラム:「gooいまトピ」
http://ima.goo.ne.jp/column/writer/55.html

監修者 **福永伴子**（ふくなが・ともこ）

医学博士、ともクリニック浜松町院長。1994年順天堂大学医学部医学科卒業後、順天堂大学医学部精神科などで診療経験を積み、2011年に心療内科・精神科として、ともクリニック浜松町を開院。日本精神神経学会認定専門医、日本医師会認定産業医。『図解すぐできる！　自律神経失調症の治し方』（ナツメ社）監修。

●p98〜101監修

岡部朋子（おかべ・ともこ）
一般社団法人日本ヨガメディカル協会
代表理事
http://yoga-medical.org

●p20〜23、46〜47監修

for.R整体院
田中千哉院長・向山達洋
https://www.for-r.net

●参考文献

『図解YOGAアナトミー　筋骨格編』
レイ・ロング医学博士 著、中村尚人 監訳
Under The Light Yoga School（2011年）

『プロが教える
筋肉のしくみ・はたらきパーフェクト事典』
荒川裕志 著、石井直方 監修
ナツメ社（2012年）

『最強のヨガレッスン』
レスリー・カミノフ 著、渡辺千鶴 訳
PHP研究所（2009年）

『カラー図解　生理学の基本がわかる事典』
石川隆 監修　西東社（2011年）

『図解すぐできる！　自律神経失調症の治し方』
福永伴子 監修　ナツメ社（2015年）